Conrad Brunner

Über Medizin und Krankenpflege im Mittelalter in Schweizerischen Landen

unikum

Conrad Brunner

Über Medizin und Krankenpflege im Mittelalter in Schweizerischen Landen

---

ISBN/EAN: 9783845722894
Erscheinungsjahr: 2012
Erscheinungsort: Bremen, Deutschland

www.unikum-verlag.de | office@unikum-verlag.de

Conrad Brunner

Über Medizin und Krankenpflege im Mittelalter in Schweizerischen Landen

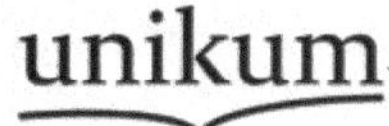

ÜBER MEDIZIN UND KRANKENPFLEGE IM MITTELALTER IN SCHWEIZERISCHEN LANDEN

VON

DR. CONRAD BRUNNER
IN ZÜRICH

1 9 2 2

VERLAG SELDWYLA ZÜRICH

„Nur der ist arm, dem das große Treiben der Welt nicht Zeit vergönnt, sich örtlich und geistig an einem stillen Platz niederzulassen.“

Scheffels Ekkehard

INHALTSVERZEICHNIS

VERZEICHNIS DER ABBILDUNGEN

VORWORT

In dem vorliegenden Werklein, das die Ehre hat, als erste Publikation der neugegründeten schweizerisch-medizinhistorischen Gesellschaft ans Licht zu treten, sucht der Verfasser in der vaterländischen Geschichte der Medizin eine Lücke auszufüllen, d. h. er stellt einigermaßen die Kontinuität her zwischen der Zeit, aus der seine vor Jahrzehnten (1893) erschienene Abhandlung „Über die Spuren der römischen Ärzte auf dem Boden der Schweiz“ schöpft, und der Arbeit von Meyer-Ahrens über „Die Ärzte und das Medizinalwesen der Schweiz im Mittelalter“ (1862). Ferner vermittelt er den Anschluß an seine Monographie „Die Verwundeten in den Kriegen der alten Eidgenossenschaft“ (1903), deren Aufzeichnungen auch den zivilen Stand der damaligen Medizin charakterisieren und bis ins 14. Jahrhundert zurückreichen. Während in der Studie von Meyer-Ahrens die früheren Perioden des Mittelalters, entsprechend den spärlichen, indessen vermehrten Quellen, kürzer berührt sind, hat der verdiente Autor das 15. Jahrhundert sehr eingehend behandelt und auch schon der 1460 gegründeten Basler Universität mit ihrer medizinischen Fakultät gedacht, die neulich durch Albrecht Burckhardt eine erschöpfende Darstellung gefunden hat. Im Hinblick darauf ist diese letzte, zum Mittelalter gerechnete Zeit hier nicht mehr ausführlich einbezogen und sind nur wichtigere Entwicklungsvorgänge daraus entnommen.

Es ist ein öder Ausschnitt aus der Medizingeschichte, in den der Leser hier versetzt wird, mit viel Finsternis und Unkultur, doch fehlen Lichtstrahlen nicht, die den Pfad der Wanderung erhellen. Auf weitem Grunde, unter steter Ausschau auf das Ganze, nicht nur auf Schweizer Erde, bewegt sich im großen Strom des Geschehens die Kleinarbeit dieser Kulturstudie.

Oft wechselt dabei die Szenerie. Jahrhunderte ziehn vorüber. Welterschütternde Ereignisse spielen sich ab. Wie Schattenbilder huschen historische Größen vorbei. Eine Fülle von Geschichtsbildern tritt flüchtig vor das Auge. Möge die Arbeit nicht nur bei den Medizinern, sondern auch bei den Geschichtsfreunden überhaupt freundliche Aufnahme finden. Allen denen, die mich bei der Quellenbeschaffung unterstützt haben, sei der verdiente Dank ausgesprochen.

Zürich, im Dezember 1922 Der Verfasser

EINLEITUNG

Bald dreißig Jahre sind verflossen, seitdem Verfasser als junger Privatdozent in Zürich einen „Ratshausvortrag“ hielt über die „Spuren der römischen Ärzte auf dem Boden der Schweiz[1].“ Diese Studie versetzte den Zuhörer in die Zeit, da unser jetziges Vaterland unter Roms Weltherrschaft stand und römische Kultur über Helvetien sich ausgebreitet hatte. Römische Kolonisten hoben Ackerbau, Handel, Gewerbe, belebten die Heerstraßen, erbauten Villen, und in den rasch aufblühenden Städten Aventicum, Augusta Rauracorum, Aquae fanden geschickte Handwerker, Künstler und Gelehrte Betätigung und Unterhalt. Wo Kultur und Zivilisation Eingang finden, gelangen auch die Wissenschaften zur Pflege, da bleibt vor allem auch die Medizin, die treue Begleiterin des Menschengeschlechts in all seinen Miseren, nicht aus, denn ohne sie können kultivierte Menschen nicht existieren. Tatsächlich wanderten denn auch mit den Eroberern Vertreter der hochentwickelten griechisch-römischen Heilkunst in Helvetien ein, faßten hier Boden und übten ihre Kunst unter Soldaten und Bevölkerung aus. Das ist bewiesen durch die von mir zusammengestellten und beschriebenen Inschriften und ärztlichen Instrumente, die an verschiedensten Stellen auf helvetischem Boden gefunden wurden. Es stammen dieselben, wie ich folgerte, hauptsächlich von Ärzten, welche den Legionen zugeteilt waren, aber auch von solchen, welche als Zivilärzte fungierten.

Zu Anfang des 5. Jahrhunderts hatte die römische Herrschaft in helvetischen Landen ihr Ende erreicht. Das morsche Reich erlag dem Ansturm der rauhen Barbaren. Die Alemannen fluteten ins Land und brannten haßerfüllt und

[1]) Der Vortrag ist in erweiterter Form im Druck erschienen. Albert Müllers Verlag. Zürich 1893.

rachedurstig nieder, was römische Kultur geschaffen hatte. Da ging Augusta Raurica, die reiche, hochberühmte, in Flammen auf, da wurde das stolze Aventicum mit seinen Tempeln und Theatern und seiner Akademie der Wissenschaften dem Erdboden gleichgemacht, da sanken die Mauern der trotzigen Landesfestung Vindonissa, und mit all den schönen Erzeugnissen einer verfeinerten Technik und Kunst, mit all den Werkzeugen zum Gebrauch des täglichen Lebens, den Schmucksachen in Bronze und Silber wurden im Schutte der Zerstörung auch die Instrumente der Ärzte begraben, um da viele Jahrhunderte verborgen zu bleiben, bis der Zufall sie wieder ans Tageslicht brachte.

Die Ostschweiz wurde alemannisch und im Westen ließen sich die Burgunder nieder. Neue frische Lebenskraft ward aufgepfropft, aber nun war's vorbei mit der feinen Kultur; rauh wurden die Sitten, und hohe Errungenschaften des menschlichen Geistes, der Wissenschaft und damit auch der Medizin gingen unter. Da hatte Zerstörung keine Verjüngung zur Folge. „Auf Roheit folgt Verfeinerung, dann Überfeinerung und Verschlechterung und dann gehts wieder von vorne an," hat der lachende Demokrit gesagt.

DIE MEDIZIN IM ABENDLANDE NACH ROMS ZUSAMMENBRUCH / FLUCHT DER WISSENSCHAFTEN IN DIE KLÖSTER / MÖNCHSMEDIZIN

Was geschah nun mit der Medizin in dieser ersten Zeit nach Roms Zusammenbruch? Wir wissen nichts davon aus der Schweiz, können uns aber vorstellen, daß da unter den heidnischen Alemannen altgermanische Heilkunde zur Geltung kam mit ihrer Druiden- und Priesterinnenmedizin, mit ihrem Kräuter-, Stein- und Runenzauber, mit Alraunwurzel und Eichenmistel und grobchirurgischen Encheiresen, so wie dies Haeser und neuerdings Höfler, fußend auf zahlreichen Spezialarbeiten über dieses Thema, zusammenfassend schildern[1]).

Im 6. Jahrhundert wurde unser Schweizerland ein Stück des großen Frankenreichs und teilte die Schicksale desselben unter den verschiedenen Herrschern aus dem merowingischen und karolingischen Geschlechte. Jetzt kam die Zeit, wo, wie wir später sehen werden, mehr und mehr das Christentum sich ausbreitete, und nun kommt auch wieder über Pflege der Wissenschaft und Ausübung der Heilkunde dürftige Nachricht auf uns.

Verlassen wir nun vorerst den heimatlichen Boden und lassen wir uns durch die Handbücher der Kultur- und Medizingeschichte darüber orientieren, wie es zu dieser Zeit der großen Völkerkrisen mit der Medizin im Abendlande überhaupt bestellt war.

Nicht überall in den Ländern, die von Rom unterjocht worden waren, ging nach Zertrümmerung des Römerreiches die alte Kultur verloren. Verschiedene der siegreichen Germanenstämme ließen die alte Bildung auf sich einwirken;

---

[1]) Hoefler, Altgermanische Heilkunde in Handbuch d. Medizingeschichte von Neuburger und Pagel. Bd. I S. 456.

besonders unter den Longobarden, Franken, Westgoten entwickelte sich ein staatliches und wissenschaftliches Leben, das wesentlich auf Römertum gegründet war. In Italien ging trotz der hundertjährigen Verwüstung seiner alten Herrlichkeit durch die Goten, Hunnen und Vandalen ein Rest wissenschaftlicher Bildung nie ganz verloren und während der zweihundertjährigen Herrschaft der Longobarden (572—774) blieben die Küstenstriche von Rom und Neapel Zufluchtsort der vertriebenen Wissenschaften. Im südlichen Frankreich hatten schon lange vor der Eroberung des Landes durch die Römer griechische Kolonien und griechische Bildung geblüht. Marseille besaß eine berühmte Lehranstalt, die nach Eroberung durch die Römer weiter florierte und wo noch lange griechisch gesprochen wurde. Daneben waren Schulen in Nîmes, Arles, Bordeaux, Lyon, Trier, von denen gemeldet wird, daß sie auch die Medizin zum Lehrgegenstand machten. Für die Entwicklung der medizinischen Literatur des 5.—10. Jahrhunderts war von großer Bedeutung das Einarbeiten der keltisch-germanischen Völker Westeuropas in die Literatur der Antike. Es war dies eines der wichtigsten Momente für die Entstehung der lateinischen Übersetzungsliteratur auf dem Gebiete der Heilkunde (Rose-Sudhoff).

In den Ländern des nördlichen Europa, welche mit der Bildung des Altertums nicht in Verbindung getreten waren, fanden nach Eingang des Christentums die Wissenschaften in den Klöstern, mit welchen überall Klosterschulen verbunden wurden, eine Pflegestätte. Überhaupt retteten sich, wie Haeser sagt, in der langen Nacht im geistigen Leben der europäischen Völker, welche auf die Zerstörung der römischen Kultur gefolgt war, die Trümmer der Wissenschaften und mit ihnen schwache Spuren einer gewissen ärztlichen Gelehrsamkeit in diese Refugien, und Mönche waren es, die im christlichen Abendlande seit dem 6. Jahrhundert fast ausschließlich die Arzneikunde als ein Werk der Liebe und Barmherzigkeit, als eine Pflicht ihres religiösen Standes ausübten. Von den Klöstern gingen hier auch, wie wir später

ausführlicher dartun werden, die frühesten humanitären Einrichtungen zur Armen- und Krankenpflege aus. Die ersten Hospitäler und Siechenhäuser, Xenodochien und Nosokomien waren ihr Werk, ja man traf in unwirtlichen Gegenden Einrichtungen eigens zu dem Zwecke, um verirrte Pilger, Wanderer, Verunglückte aufzusuchen und in Hospizen unterzubringen. Noch war das Christentum die Armenreligion, die Religion der Menschenliebe, und es herrschte noch nicht die fanatische Kirchendespotie des schwarzen Mittelalters.

Ganz besonders war es der Benediktinerorden, der als erster Träger des Mönchtums im Abendlande um die Pflege der Kranken und der Heilkunde sich verdient machte. Im fernen Kampanien, wo am Berge Cassino ein dem Apollo und der Venus geweihter Hain gestanden hatte, erhob sich ein vom heil. Benedikt von Nursia im Jahre 529 gegründetes Kloster. Da sahen, wohlgeborgen im Gewühl der Völkerflut, die Mönche von stiller Höhe auf den Kampf und die Qual der Erdenbewohner, auf die Tragödie der Weltgeschichte herab, und da wurde es ihnen zur Pflicht gemacht, Kranke zu pflegen und sie durch Gebet und christliche Beschwörungen zu heilen; sie wurden aber auch angewiesen, die medizinische Wissenschaft zu kultivieren und dazu scheint, wie überall in den Lehrbüchern zu lesen ist, der Benediktiner Cassiodorus (†zirka 570), Geheimschreiber des Gotenkönigs Theoderich, einen Hauptimpuls gegeben zu haben, indem er den Patres das Studium lateinischer Übersetzungen der Antiken, des Hippokrates, Galen, Dioskurides, Caelius Aurelianus empfahl.

Besondere Bedeutung erlangten die in England im 7. und 8. Jahrhundert gegründeten Benediktinerklöster mit den viel besuchten Klosterschulen zu Oxford, Cambridge, Winchester u. a., wo man mit Eifer dem Studium der Medizin oblag und auch darin Unterricht erteilt haben soll.

Mit dem 9. Jahrhundert beginnt die für die Kulturgeschichte des Abendlandes hochwichtige Periode Karls des Großen. Dieser gewaltige, nach Verwirklichung hochfliegender

Ideale strebende Machthaber erneuerte das abendländische Kaisertum und führte in dem großen Reiche eine einheitliche Verfassung, eine auf germanischen und römischen Grundsätzen beruhende Ordnung ein, die den Bedürfnissen und Anschauungen der Zeit möglichst angepaßt wurde, zugleich sollte christliche Kultur die unterworfenen Nationen durchdringen. Besorgt für die Bildung seiner Völker, gründete er, das Christentum zur Staatsreligion erhebend und die Kirche zum Erziehungsinstitut machend, im ganzen Umfang des Reiches Abteien und Bistümer mit angegliederten Stifts- und Klosterschulen, an denen in erster Linie Theologie doziert, daneben aber auch die Humaniora studiert und verschiedene Wissenschaftszweige gelehrt wurden. Bei diesen Gründungen war der gelehrte Britannier Alcuin ein vorzüglicher Gehilfe, der den Kaiser selbst in Philosophie, Dialektik, Astronomie und Arithmetik unterrichtete. In Paris, am kaiserlichen Hofe, entstand unter der Ägide dieses Kultusministers eine gelehrte Akademie, die schola palatii, deren Mitglieder über die verschiedensten Gegenstände des menschlichen Wissens Disputationen hielten und sich einer von Karl gestifteten Bibliothek bedienten.

In den Kathedralschulen soll nun auch auf Geheiß des Kaisers (Capitulare von Thionville 805) die Arzneikunde unter dem Begriffe „physica" gelehrt worden sein[1]). Daß sie diesem Sammelbegriffe unterstellt wurde, geht neben anderem aus einem Briefe hervor, den um die Mitte des 9. Jahrhunderts der Bischof Ermenrich von Passau an den Abt Grimaldus von St. Gallen richtet[2]). Darin ist gesagt: „Physica dividitur in

---

[1]) Davon berichten schon die ältesten Lehrbücher der Medizingeschichte, und die neuesten wiederholen es, z. B. Sprengel, Versuch einer pragmat. Geschichte der Arzneykunde, II. T. S. 479; Pagel, Handbuch der Geschichte der Medizin, 1. Bd. S. 628. Überall finden wir den berühmten Vers Alcuins, in welchem er am Hofe Karls die Ärzte in ihren Funktionen schildert:

Accurrunt medici mox Hippocratica tecta
Hic venas fundit, herbas hic miscet in olla,
Hic coquit pultes, alter sed pocula praefert.

[2]) Baas, Mittelalterliche Gesundheitspflege im heutigen Baden, S. 15. Er zitiert Monum. German. Epistol. V 561. Richtig ist 541.

arithmeticam, astronomiam, astrologiam, mechanitiam, medicinam, geometricam, musicam ..." Im 11. und 12. Jahrhundert herrschte in den berühmten Schulen von Reims, Chartres und Tours, sowie in manchen Abteien Westfrankreichs, so in Marmoutier, Bourgueil, Bec ein reges klerikal-medizinisches Leben, von dem uns eine neuere Studie von Dubreuil-Chambardel ein ausgezeichnetes Bild gibt[1]). Eine Fülle neuer Daten, voller Analogien, die für unsere eigenen Studien von größter Wichtigkeit sind. „Les clercs réguliers" als Pioniere der französischen Medizin. Jedes dieser Zentren im Besitz einer kleinen Klinik mit Krankenhaus und Bibliothek (scriptorium); daneben ein Garten mit Heilkräutern. Im Unterricht weithergereiste wissensdurstige Schüler zu Füßen berühmter Meister. In Chartres wirkten Heribrand und Fulbert, und in Tours hielt sich Alcuin selbst auf, die Schule von St. Martin organisierend, an welcher der spätere in der Medizingeschichte bekannte hochgelehrte Abt von Fulda, Rhaban Maurus, studierte. Noch eine Menge anderer Klerikerärzte tauchen hier auf und ein ungemein reiches Dokumentenmaterial beleuchtet diese Blütezeit der Mönchsmedizin in Frankreich. Wir werden öfters auf diese Studie zurückkommen, die uns hilft, in weiter Überschau viele Vergleichungsobjekte und Zusammenhänge aufzufinden, gemeinsame Entwicklungstendenzen und Ideen zu verfolgen.

Weiter wird nun gemeldet, daß zu den berühmten Klosterschulen, die unter Karl in deutschen Landen gegründet wurden, neben Fulda, Osnabrück, Hirschau auch Reichenau und St. Gallen gehörten. Damit wären wir wieder auf dem Territorium der Schweiz angelangt und wir wollen da gleich berichtigend konstatieren, daß sowohl das St. Galler Kloster als das Reichenauer lange vor Karl dem Großen gegründet wurden, daß aber beide unter dem weithinragenden Schirm des großen christlichen Kaisers anfingen emporzuwachsen.

---

[1]) Les Médecins dans l'ouest de la France au XIe et XIIe siècle Paris 1914. — Über „Les écoles de Chartres au moyen âge" hat A. Clerval ein ausführliches Werk geschrieben.

EINZUG DES CHRISTENTUMS UND CHRISTLICHER KULTUR IN DER SCHWEIZ

Auch auf dem Boden unseres Vaterlandes vollzog sich jener großartige, unser kulturelles Spezialgebiet intensiv beeinflussende historische Vorgang, die Umwandlung des Heidentums ins Christentum. Auch da zeigt sich, wie diese siegreiche Religion allen von ihr erfaßten Völkern gleiche Richtungen der Kulturbetätigung gab. „Eine mächtige Religion entfaltet sich in alle Dinge des Lebens hinein und färbt auf jede Regung des Geistes, auf jedes Element Kultur ab," sagt Jacob Burckhardt in seinen „Weltgeschichtlichen Betrachtungen". Wie intensiv färbte doch die Religion auf die Medizin ab! Auf Schritt und Tritt sehen wir hier ihre Bedingtheit und Gebundenheit. Wie hemmten die Dogmen der Kirche die Entwicklung der Naturwissenschaften, wie hinderte der Koran mit seinen Vorschriften der Leichenbehandlung die Anatomie. Wie ängstlich schaut Andreas Vesal auf dem berühmten Bilde neben dem Leichnam zum Kruzifix empor! Andererseits, welche Förderung der Krankenpflege durch Christi erhabene Lehre: „Kommet her zu mir alle, die ihr mühselig und beladen seid."

Schon zur Römerzeit war der neue Glaube in Helvetien eingedrungen, nachdem er unter Kaiser Konstantin im ganzen römischen Reich Boden gefaßt hatte. Auch die Burgunder traten über, und in der Westschweizer hielt sich christliche Gesittung, nur die wilden Alemannen blieben lange dem von den Vätern ererbten Götterdienste ergeben. Zur fränkischen Zeit aber breitete sich die durch Verheißung der Unsterblichkeit siegende Christuslehre in ganz Helvetien aus. Wir finden zu Anfang des 7. Jahrhunderts im Alemannenland christliche Kirchen und Bischöfe, und es wurden in dieser Zeit die Diözesenverhältnisse definitiv geordnet. Von der verfallenen Römerstadt Augst wurde der Bischofsitz nach Basel

verlegt, auch Vindonissa hörte auf, bischöfliche Residenz zu sein und der Stuhl von Konstanz wurde aufgerichtet. Dabei bestand jedoch das Heidentum noch ungebrochen fort, ja vielfach trat eine merkwürdige und naive Vermengung beider Elemente ein. Neben christlichen Kirchen erhoben sich Opfersteine, heidnische Götterbilder standen in christlichen Tempeln, und Christen riefen noch zum alten Göttervater Wodan, um dessen Gunst nicht zu verscherzen (Dändliker[1]). Wir sehn uns im Geiste auf den Felskegel Hohenkrähen im Höhgau versetzt, wo Scheffel in seinem Ekkehard, dem herrlichen Spiegelbild dieser Zeit, den nächtlichen, heidnischen Opferspuk uns vorzaubert. Dunkle Gestalten umlagern den vom Blute eines geopferten Pferdes benetzten Opferstein. Die Waldfrau schwingt den Strauß von Misteln und Tannreis, taucht ihn in das Gefäß mit Blut und sprengt ihn dreimal dem feurig aufleuchtenden Sonnenball entgegen.

Als fanatische Christen und unerbittliche Kämpfer gegen das Heidentum erschienen nun ums Jahr 610 in Alemannien irische Missionare, unter ihnen Columban, der mit seinen Gefährten zuerst oben am Zürchersee das Evangelium predigte und den Heiden in Tuggen ihr Bieropfer ausschüttete, Götterbilder in den See warf und den Tempel verbrannte[2]). Allein diese Seeknaben waren für solche Art von Heilsverkündung nicht empfänglich und verjagten die Schottenmönche, die nun an den Bodensee zogen. Einer der frommen Jünger, der Ire Gallus, ließ sich darauf oben am Flüßchen Steinach nieder, baute eine Zelle und ward wie ein Heiliger verehrt. An dieser Stelle ward um 720 ein eigentliches Kloster gebaut. Dieses Kloster St. Gallen wurde mit seiner Schule eine weithin strahlende Leuchte der Wissenschaft. Bevor wir an deren Feuer uns erwärmen, wollen wir sehen, wo auch in andern Gegenden der Schweiz klösterliche Anlagen als Pflanzstätten der Bildung sich auftaten. Während Bruder Gallus die

---

[1]) Schweizergeschichte Bd. I und Dierauer, Bd. I.

[2]) Das liest sich schon ausführlich in Johannes Müllers Schweizergeschichte vom Jahre 1806; alles spätere wiederholt es nach denselben urkundlichen Belegen.

Einsiedelei an der Steinach baute, zog sein Genosse Siegbert nach Rhätien und stiftete dort das Kloster Disentis (um 614). Später ging, wahrscheinlich aus dem Bündneroberland, der Wanderbischof Pirmin als Apostel und Missionar aus, gründete Pfäfers (720) und bald nachher (724) Reichenau[1]). Wieder war ein Jahrhundert durch die Lande gegangen, als von der Reichenau aus, wie die Legende erzählt, der Pater Meinrad oben am Etzel im Finsterwald das Christentum verkündigte und hier eine Zelle errichtete, an deren Stelle um 863 das Kloster Einsiedeln entstand. Viel früher schon als in der Ostschweiz hatte bei den Burgundern ein mächtiges Kirchentum sich entwickelt; die Burgunder waren, wie bereits erwähnt ist, schon als Christen ins Land eingerückt, und bald kam es in der Westschweiz zu einer strengen kirchlichen Organisation, zu kirchlicher Kunst und Kultur. Hier finden wir früh schon die strenge Abstufung der katholischen Geistlichkeit mit Bistümern zu Genf, Aventicum, St. Maurice. An letzterem Orte stand schon im 5. Jahrhundert ein prächtiges Kloster mit einem großen Chor Psalmen singender Mönche, und diese Abtei von St. Maurice soll nun auch bereits im 8. Jahrhundert ein Fremdenspital besessen haben[2]).

Von diesen ersten Zentren aus wurden in der Schweiz weit im Lande herum Kirchen und Bethäuser errichtet und mit Priestern versehn; von hier aus wurde die Wildnis in fruchtbares Gelände umgewandelt, angebaut und besiedelt; Weiler, Flecken und Dörfer entstanden, und wo die Völkerwanderung die Schöpfungen römischer Kultur ruiniert hatte, kehrte allmählich wieder staatliche Organisation und gesellschaftliche Ordnung ein. Groß ist die Zahl der Gotteshäuser, die in den folgenden Jahrhunderten von verschiedenen neuentstandenen Mönchsorden (Zisterzienser, Prämonstratenser u. a.) gegründet

---

1) Sehr früh, schon im 8. Jahrhundert, waren diesem Kloster Kirchen auf Schweizer Seite im Thurgau, Steckborn, Berlingen einverleibt. Geschichte der Einführung des Christentums in der Ostschweiz. Frauenfeld 1868. Autor nicht genannt.

2) Imesch, Die Werke der Wohltätigkeit im Kanton Wallis. Neujahrsblatt der Zürcherischen Hilfsgesellschaft 1901, S. 30.

wurden. Mannigfaltiges Leben ging von ihnen aus, wichtige politische Verbindungen wurden angeknüpft. Diesen nachzugehen ist nicht unsre Aufgabe, uns interessiert nur der kulturelle Einfluß dieser Stiftungen. Mehr und mehr gewann die Kirche die Herrschaft über alle geistigen Interessen der Bevölkerung, und im Schutze der Klostermauern fanden auch bei uns, wie in andern Ländern, die Wissenschaften eine Pflegestätte. Nicht nur die oben genannten weitberühmten Abteien der Schweiz hatten Stiftsschulen, sondern wir finden solche auch bei weniger berühmten Klöstern und bei den sogenannten „Collegiatstiften[1]).“ So blühte zu Beromünster, gestiftet von Bero von Lenzburg in der zweiten Hälfte des 10. Jahrhunderts (970—980), eine bedeutende Stiftsschule, an welcher später um 1235 als Chorherr und Stiftsscholastikus der Magister Wernherus, Visicus, d. h. ein Arzt[2]) wirkte. Da hätten wir schon einen Vertreter der im nachfolgenden erforschten Kloster- und Mönchsmedizin in der Schweiz.

[1]) Da an diesen Stiften, wie wir hören werden, oft Ärzte (Chorherren-Physici) wirkten, sind einige erläuternde Bemerkungen über deren Zweck und Organisation angezeigt. Dieselben bestanden aus Weltgeistlichen, geweihten und studierten Priestern an solchen Kirchen, die mehr als einen Priester hatten, daher „Collegiatkirchen“. Sie lebten ursprünglich nach klösterlicher Verfassung (Kanon), daher auch Kanoniker, d. h. in gemeinsamer Wohnung, aus gemeinsamen Einkünften, aber sie mußten keine Ordensgelübde ablegen. Sie besorgten hauptsächlich gottesdienstliche Funktionen („Chordienst, Chorherren“) und gaben Unterricht. Seit dem 11. Jahrhundert veranlaßte die Verweltlichung eine Reform einzelner Stifte durch Einführung einer sog. Augustinerregel. Diese neuen Augustiner oder „regulierten Chorherren“ wurden jetzt wirkliche Ordensleute, die Gelübde ablegten und wieder gemeinsam wie wirkliche Mönche lebten, so St. Bernhard, St. Maurice, Zürichberg. Ein Orden für regulierte Chorherren war auch der Prämonstratenserorden (seit 1120), (Bellelay und Rüti). Die Stiftsherren oder Domherren der Domkirchen (Domstifte) hatten als Haupt den betreffenden Bischof. Die nicht bischöflichen oder gewöhnlichen Kollegiatstifte mit Chorherren (in der Schweiz häufiger) hatten nur einen Propst. Domherren und gewöhnliche Chorherren gehörten häufiger zu den weltlichen als zu den regulierten. Dies nach Mitteilung von Herrn Walter Ulrich.

[2]) J. Herzog, Jahrzeitbücher des Mittelalters. Das Chorherrenstift in Bero-Münster. Geschichtsfreund V S. 83. Estermann, Die Stiftsschule von Bero-Münster 1876 S. 7. Riedweg, Geschichte des Kollegiatstiftes Bero-Münster S. 457.

Auch für die Schweiz paßt vollauf die eindrucksvolle Schilderung, welche Dändliker aus Macaulay über die Kulturmission der Klöster zitiert: „Welchen Vorwurf man auch in einer späteren Zeit den religiösen Orden wegen ihrer Indolenz und Üppigkeit mit Recht machen konnte — es war ohne Zweifel gut, daß es in einem Zeitalter der Unwissenheit und Gewalttätigkeit ruhige Klöster gab, in welchen die Künste des Friedens in Sicherheit gepflegt, sanfte und beschauliche Naturen ein Asyl finden konnten, in welchen der eine Bruder Virgils Äneide abschreiben, der andere über die analytische Methode des Aristoteles nachdenken, in welchen der mit Talenten ausgestattete eine Geschichte der Märtyrer mit bunten Bildern versehn oder ein Kruzifix ausschneiden, derjenige, welcher Neigung für die Naturwissenschaften hatte, über die Eigenschaften der Pflanzen und Mineralien Erfahrungen machen konnte. Hätte es nicht zwischen den Hütten des gedrückten Landvolks und den Schlössern des grimmigen Adels hie und da solche Zufluchtsorte gegeben, die europäische Gesellschaft würde nur aus Lasttieren und Raubtieren bestanden haben."

Schon wurde bemerkt, daß mit der Pflege der Wissenschaft überhaupt in den Klöstern auch die Heilkunde ein Refugium gefunden habe. Hierher wurden aus dem großen Schiffbruch Schätze der klassischen antiken Medizin gerettet. Man spricht in den Geschichtsbüchern der Medizin mit Recht von dieser Zeit als von einer Periode der Mönchsmedizin[1]). Sprengel schon und nach ihm Haeser haben in ihren Werken dieser Stillstands- oder Rückschrittsphase, diesem Wellental in der Entwicklung, treffliche Kapitel gewidmet. Eine solche Mönchs- und Klostermedizin gab es nun auch im Schweizerlande, und

[1]) „Man hat sich gewöhnt, die Periode etwa vom 5. bis 10. Jahrhundert im Abendlande als die der Mönchsmedizin zu bezeichnen." Pagel-Sudhoff l. c. S. 158. Tatsächlich begegnet der Kloster- und Weltkleriker uns bis zur Schwelle der Neuzeit als medizinischer Autor. Ebenda S. 163. — Ein Ausläufer in der Schweiz im 20. Jahrhundert ist verkörpert in dem vom Volke sanktionierten Kräuterpfarrer Künzli. (Volksabstimmung in Graubünden im Mai 1922.)

spärliche, in legendenhafte Zeit zurückreichende Überlieferungen sagen uns, daß medizinische Wissenschaft auch bei uns in dieser frühen Zeit nicht ganz fehlte, sondern in frisch kultivierten Boden hineingetragen wurde, um da lange Zeit in embryonalem Zustande zu vegetieren. Wir haben es mit aus weiter Ferne zu betrachtenden, schwer zu erforschenden Anfängen zu tun.

KLERIKERMEDIZIN IN DER SCHWEIZ

DES ST. GALLER KLOSTERS WISSENSCHAFTLICHE AKADEMIE, SEIN HOSPITAL UND SEINE KLOSTERÄRZTE / MEDIZINISCHES AUS DER REICHENAU UND ANDERN SCHWEIZER KLÖSTERN

Wir kehren zurück zum ruhmreichen Kloster St. Gallen, von dem wir sagten, daß es bald nach seiner Gründung zu einer Leuchte der Wissenschaft geworden sei. Als erster Abt wurde hier vom Majordomus Karl Martell der alemannische Priester Othmar eingesetzt, und damit lernen wir schon einen der Mönchstypen kennen, von denen Sprengel sagt, daß es „fromme fanatische Krankenwärter" gewesen seien. Daran ist etwas richtiges; anderseits ist zu sagen, daß eben hier die Krankenpflege unter den schwierigsten Verhältnissen ansetzt, inspiriert von der Hoheit des Christentums mit seiner Karitas, Askese und Selbstüberwindung. Von Misericordia beseelt, nahm sich dieser Othmar der Leprösen an, verband mit eigener Hand ihre purulenten Wunden[1]), und wohl als der erste in schweizerischem Gebiete baute er außer der Klostergrenzen ein „Hospitiolum" für die Aussätzigen[2]) (zwischen 720—759). Ganz dasselbe berichten die Chronisten von andern gottgefälligen, nach der Siegeskrone strebenden Kirchenheiligen, so von dem späteren Bischof Conrad von Konstanz

[1]) Walafridi Strabi abbatis augiensis liber de vita S. Othmari abbatis in Goldast „Scriptores rerum alamannicarum" p. 177. Der Passus lautet: „Nam ad suscipiendos leprosos, qui caeteris hominibus sejunctim manere semotim consuerunt, hospitiolum haud longe a monasterio extra eas mansiones, quibus caeteri pauperes recipiebantur, constituit & eis curam per se omnimodis impendebat ita sollicite, ut nocturnis etiam horis monasterio saepe digressus curam infirmitati eorum miro devotionis adhiberet obsequio. Capita siquidem eorum pedesque abluens, purulenta suis manibus vulnera detergebat et victui necessaria ministrabat."

[2]) Wir werden auf den Aussatz und die Siechenhäuser in der Schweiz später zurückkommen.

(935—976). Der stiftete draußen bei dem Vorort Stadelhofen ein Pfleghaus oder Seelhaus für Pilger und Kranke, das er mit einem Splitter vom Kreuze Jesu beschenkte und daher Crucelin oder Kreuzlingen nannte. Wir werden davon später ausführlicher berichten. Auch von diesem heiligen Conrad heißt es[1]): „die eckelhaftesten Wunden der Kranken konnten ihn nicht abhalten, selbst Hand anzulegen."

Bald glänzte St. Gallens Stift allen andern schweizerischen Klöstern voran. Seine Geschichte ist, wie Dändliker sagt, zugleich die Geschichte der Kultur jener Zeit; seine Einrichtungen, sein Wirken, seine Tätigkeit ein großes und bemerkenswertes Stück Zeitgeschichte. Unter dem oben erwähnten Othmar schon, der dem Kloster 40 Jahre lang (720—760) vorstand und die Benediktinerregel einführte, wurde es durch Vergabungen und wunderwirkende Reliquien reich, und seine Mönche erwarben sich den Ruf hoher Gelehrsamkeit und vielseitiger Bildung, sodaß sie von Kaisern und Königen geehrt wurden. Die eigentliche Periode des Glanzes begann unter der Regierung von Karls des Großen Sohn, dem der Kirche völlig ergebenen Ludwig dem Frommen (814—840). Durch diesen Regenten wurde das Kloster der Vormundschaft der Bischöfe von Konstanz enthoben, mit Freiheiten, Rechten und Gütern ausgestattet, sodaß es sich ungehindert entwickeln konnte. Zu dieser Zeit (um 830) begann nun der vortreffliche Abt Gozbert eine denkwürdige Umgestaltung. Ein neues großartiges Klostergebäude war seiner Initiative Werk. Dieses neue Kloster sollte allen Anforderungen der Zeit entsprechen, eine prachtvolle Kirche besitzen, den Mönchen geräumige Wohnungen darbieten und, da die Benediktinerregel vorschrieb, daß alles für den Unterhalt erforderliche innerhalb der Klostermauern selbst liegen mußte, sollte es auch wirtschaftliche Gebäude aller Art, Handwerke und Gewerbe in seinem Umfang vereinigen, überhaupt so eingerichtet sein, daß es ohne anderweitige Hilfe allen religiösen und auch

[1]) Pupikofer, Geschichte des Thurgaus, I S. 220.

wissenschaftlichen sowie künstlerischen Zwecken Genüge leisten konnte. Der Bauriß dieses Klosters, mit roter Tinte auf Pergament gezeichnet, ist als ein Unikum aus der Karolingerzeit unter den vielen mittelalterlichen Kostbarkeiten des St. Galler Klosters wieder aufgefunden (Mabillon[1]) und in seinem hohen Wert sofort erkannt worden. Ausführlich hat ihn im Jahre 1844 Dr. Ferdinand Keller beschrieben[2]).

Dieser, ein ideales Programm darstellende Bauplan ist nun aber auch für die Geschichte der Medizin ein Unikum, denn in demselben ist der Grundriß von klösterlichen Spitalanlagen des 9. Jahrhunderts eingezeichnet, und etwas derartiges ist meines Wissens in der medizinisch-historischen Literatur aus dieser Zeit sonst nicht bekannt. Eine ausführliche Wiederholung der von Keller gegebenen, auf diese Gebäude sich beziehenden Beschreibung ist deshalb vor allem da angebracht, wo alles Medizinische aus dieser Zeit auf Schweizerboden gesammelt werden soll.

Betrachten wir zuerst die ganze Klosteranlage an Hand der aus Dändlikers Schweizergeschichte entnommenen Abbildung und der von Keller gegebenen Beschreibung und Erläuterung:

Es scheint gewiß, sagt Keller, daß der Baumeister, der diesen Plan entwarf, die für die Klöster in den Kapitularien Karls des Großen aufgestellten Regeln und Vorschriften genau berücksichtigte, daß er aber mit der Lokalität des

---

1) Mabillon, Annales Ordinis S. Benedicti. Zit. nach Keller.

2) F. Keller, Bauriß des Klosters St. Gallen vom Jahre 820, im Faksimile herausgegeben und erläutert. Zürich 1844. — Nach Kellers Herausgabe des Planes ist über die Entstehung dieses kunstgeschichtlich überaus interessanten Denkmals viel geschrieben worden. Als Zeit der Entstehung wird allgemein das Jahr 820 angenommen. Eine Publikation von Dopsch (Vierteljahrsschr. f. Sozial- und Wirtschaftsgeschichte Bd. XIII S. 41) nimmt an, daß der Bauplan in Verbindung stehe mit „der großen Klosterreform Kaiser Ludwigs d. Fr. von 816—817", ja er vermutet, daß in Salerno das Vorbild gewesen sei. In der medizinisch-historischen Literatur fand ich den Plan schon berücksichtigt bei Heyne, Fünf Bücher Deutscher Altertümer, Bd. II, ferner bei Martin, Deutsches Badewesen S. 5. Eine partielle Abbildung enthält auch die illustrierte Geschichte der Medizin von Meyer-Steineg und Sudhoff 1921.

Klosters St. Gallen durchaus unbekannt war, und überhaupt nur einen den Anforderungen seiner Zeit entsprechenden Musterplan für ein wohlhabendes Kloster zeichnen wollte. Manches ist wohl nicht so genau ausgeführt worden wie der Architekt es vorschrieb, aber im ganzen hielt man sich wohl an die Direktionen dieses Planes, und wir erfahren daraus, wie man sich die vollkommene Einrichtung eines großen Benediktinerklosters jener Zeit dachte.

Die ganze klösterliche Anlage bildet ein Viereck von ungefähr 430 Fuß Länge und 300 Fuß Breite. Auch die einzelnen Teile derselben, mit Ausnahme der Türme, einiger Ställe und der Absiden der beiden Kirchen, sind viereckig. Die verschiedenen Häuser sind durch Zwischenräume oder Gassen voneinander getrennt und bieten das Bild eines regelmäßig angelegten, aus etwa 40 Firsten bestehenden Städtchens dar (Fig. 1). Die Mehrzahl der Gebäude haben nur ein Stockwerk; als zweistökkig sind einzig das Schreibzimmer mit der Bibliothek, die Sakristei, die zur Klausur gehörenden

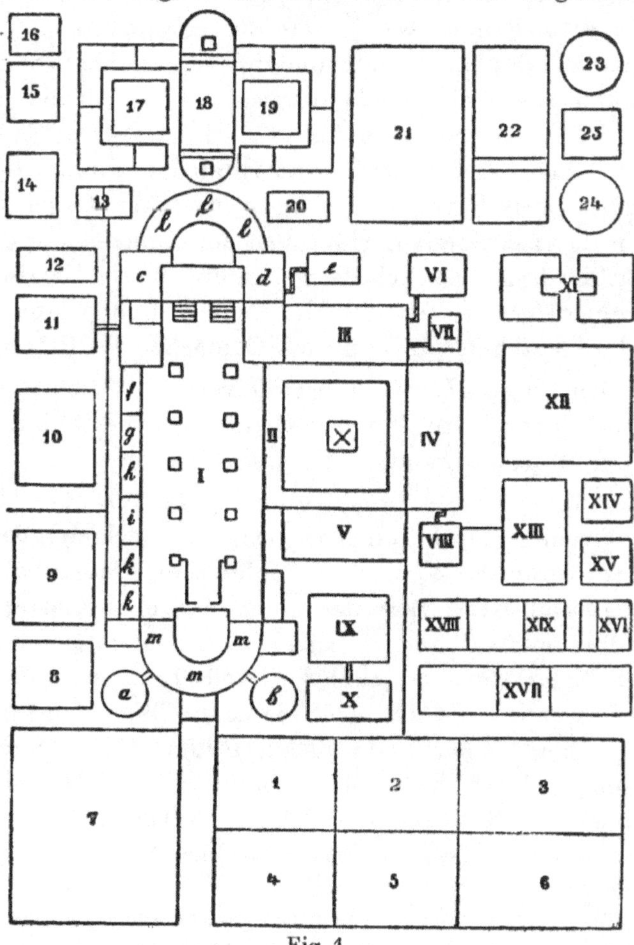

Fig. 1

Gebäude, die Abtswohnung und zwei Ställe bezeichnet. Fast alle größeren Häuser sind in orientalischem Stile erbaut, indem sie in ihrer Mitte einen Hof einschließen, nach welchem sich von allen vier Seiten die Dächer absenken. Bei der Klausur, der Novizenschule und dem Krankenhause ist der innere Raum von einem Bogengange, beim Armenhaus von Sitzen umgeben. Die Abtswohnung gleicht in ihrem Äußeren einer Basilika mit offenen Seitenschiffen.

Mittelpunkt dieses kleinen Städtchens, das wir in sich abgeschlossen, mit Pfahlwerk und Graben, später von Mauern und Türmen umwehrt, uns vorstellen müssen[1]), war die Kirche des hl. Gallus (Nr. I), eine Basilika mit zwei halbrunden, von Vorhallen (l, m) umgebenen Chören und zwei Glockentürmen (a, b). An die Kirche lehnten sich eine Anzahl Anbauten: So vor die Ostseite beider Querschifflügel ein Gebäude für Schreib- und Bibliothekzimmer (c) und eines für die Sakristei und Aufbewahrung liturgischer Gegenstände (d). Südlich von der Sakristei ein Häuschen zur Zubereitung der Hostie (e). Auf der Nordseite des Schiffs waren angebaut: Gasthaus (f) und Schlafzimmer (g) für fremde Mönche, Wohnung und Schlafzimmer des Schulvorstehers (h, i) und die Gemächer des Pförtners (k, k).

Um dieses Zentrum herum verteilten sich die übrigen Gebäude ziemlich regelmäßig in vier Gruppen, die jeweilen durch Hecken und Mauern gegeneinander abgegrenzt waren.

Auf der Südseite der Kirche lag das Kloster (III, IV, V), um den Kreuzgang (II) herumgruppiert. Es enthielt: den Kapitelsaal, ein Sprechzimmer, Wohnraum, Schlafsaal, Badstube (VII), Abort (VI), Speisesaal, Kleiderkammer u. dgl. Mit dem Kloster zu einem Komplex verbunden waren eine Anzahl von Ökonomiegebäuden, speziell für den Bedarf der klösterlichen Gesellschaft: die Küche (VIII), Bäckerei und Brauhaus (XIII) samt kleineren Gebäuden für die Stampfmörser und Handmühlen (XIV, XV), Räume für Küferarbeit u. dgl. samt Tenne (XVIII, XIX), die Fruchtdarre (XVI) und dahinter die Stallungen für die Haustiere (XVII). Nördlich davon die Räume für die Arbeiter und Gewerbsleute: Gerber, Schuster, Drechsler, Schmiede

[1]) Dändliker spricht von diesem Plan als von einer nur das ‚Wichtigste' wiedergebenden Skizze. Wir geben hier seine Beschreibung in extenso.

etc. (XII), dann im Süden das Gasthaus für arme Reisende und Pilger (IX) nebst dazugehöriger Küche und Brauerei (X).

Auf der Nordseite lagen: das Haus für vornehme Gäste (9) nebst Dependenz mit Vorratsräumen, Brauerei und Bäckerei (8), dann die äußere Schule für vornehme Laien und künftige Weltgeistliche (10), sowie die stattliche und komfortable Abtswohnung (11) samt Nebengebäude für die Bedienung (12). Es ist dies gleichsam das vornehme Quartier.

Auf der Ostseite lagen „die stillen Räume". So die innere Schule (für Klosterzöglinge) (19), das Krankenhaus der Klosterbrüder (17), beide an eine Kirche angelehnt (18). Zu beiden gehörten noch Räume für Küche und Badestube (13, 20). Zum Spital gehörten noch: ein Haus für Kranke, die Aderlaß und Purganz bedurften (14), und die Arztwohnung nebst Apotheke (15), ein Garten mit Heilkräutern (16), der Friedhof (21), der Gemüsegarten (22), die Federviehställe (23, 24) mit der Wohnung der Hüter (25).

Die vierte Gruppe, im Westen gelegen, umfaßte das Gesindehaus, die Stallungen (1—7) und den schmalen Zugang zum Kloster.

Das wäre die ganze Klosterstadt! Das Gesamtbild ist nötig, um vom Betrieb in toto in diesem „Wabenbau geistlicher Bienen", wie Gustav Freytag sich ausdrückt[1]), einen Begriff zu bekommen. Nun über das, was uns speziell interessiert, die „stillen Räume":

Die Bewohner dieses Klosterstädtchens sollten auch für den Krankheitsfall versorgt sein, deshalb ein Krankenhaus und verschiedene Medizinalanlagen in Pavillonsystem. In diese Räume geben uns folgende Spezialzeichnungen und Spezialbeschreibungen aus Kellers Originalien detaillierten Einblick. (Fig. 2.)

Wohnung der Ärzte (domus medicorum).

Die Wohnung der Ärzte liegt mit dem botanischen Garten in der nordöstlichen Ecke der Klosteranlage. Sie ist von dem Aderlaßhaus durch eine Mauer oder einen Zaun getrennt und hat keinen unmittel-

---

[1]) Bilder aus der deutschen Vergangenheit. Bd. 1 S. 360.

baren Zugang nach dem ihr gegenüberstehenden Spitale. Im Hofraume, den auf drei Seiten die voneinander abgeschlossenen Gemächer umgeben, befindet sich ein kleines Haus, dessen Bestimmung uns unbekannt ist. Auf der Ostseite steht die Wohnung des Arztes (mansio medici ipsius[1]), mit einem Ofen und einem Abtritt. An diese stößt die Apotheke (armarium pigmentorum). Auf der Westseite des Gebäudes befindet sich das Zimmer der gefährlich Kranken (cubiculum valde infirmorum), das auf gleiche Weise wie das Zimmer des Arztes eingerichtet ist. Vermutlich sollten in diesem Hause die mit ansteckenden Krankheiten Behafteten untergebracht werden. Die Verlegung dieses Gebäudes in die Ecke der Anlage, die völlige Trennung desselben von den umgebenden Wohnungen, namentlich von dem unter der Aufsicht eben dieses Arztes stehenden

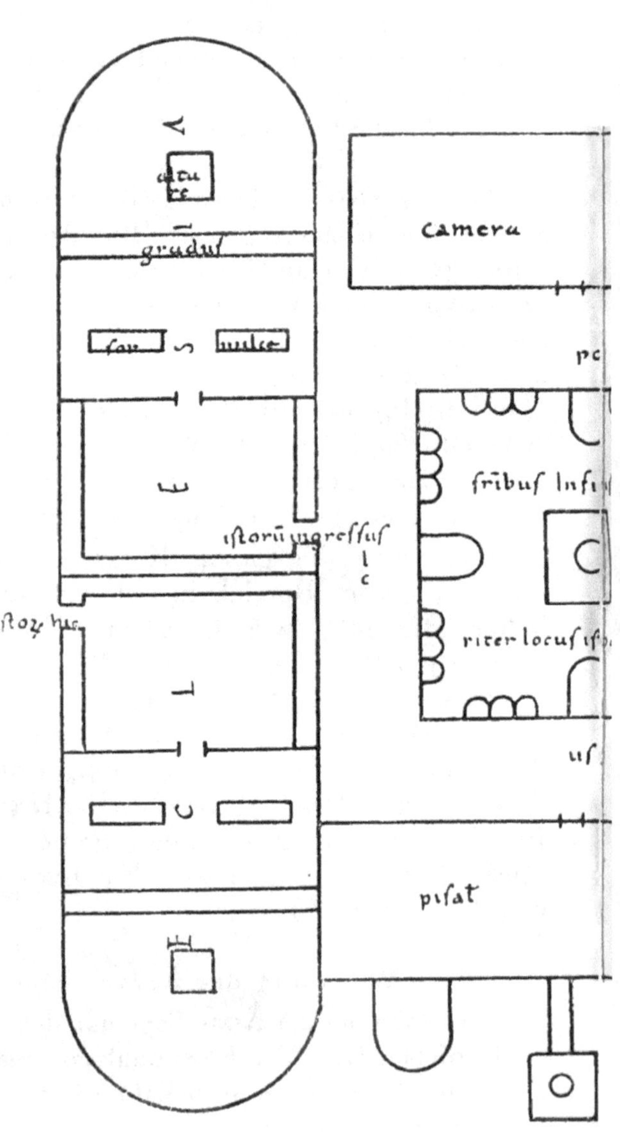

[1]) Heyne, l. c. III. S. 177 nimmt an, daß hier der „Oberarzt" gewohnt habe, während „domus medicorum" die Räume für „Unterärzte" enthielt.

coquind'
balnear
domus
fleotomatis hic
Refecctorium
domus magistri eorum
locus ualde infirmorum
cubiculum ualde infirmorum
domus medicorum
dormitoriu
mansio medici ipsius

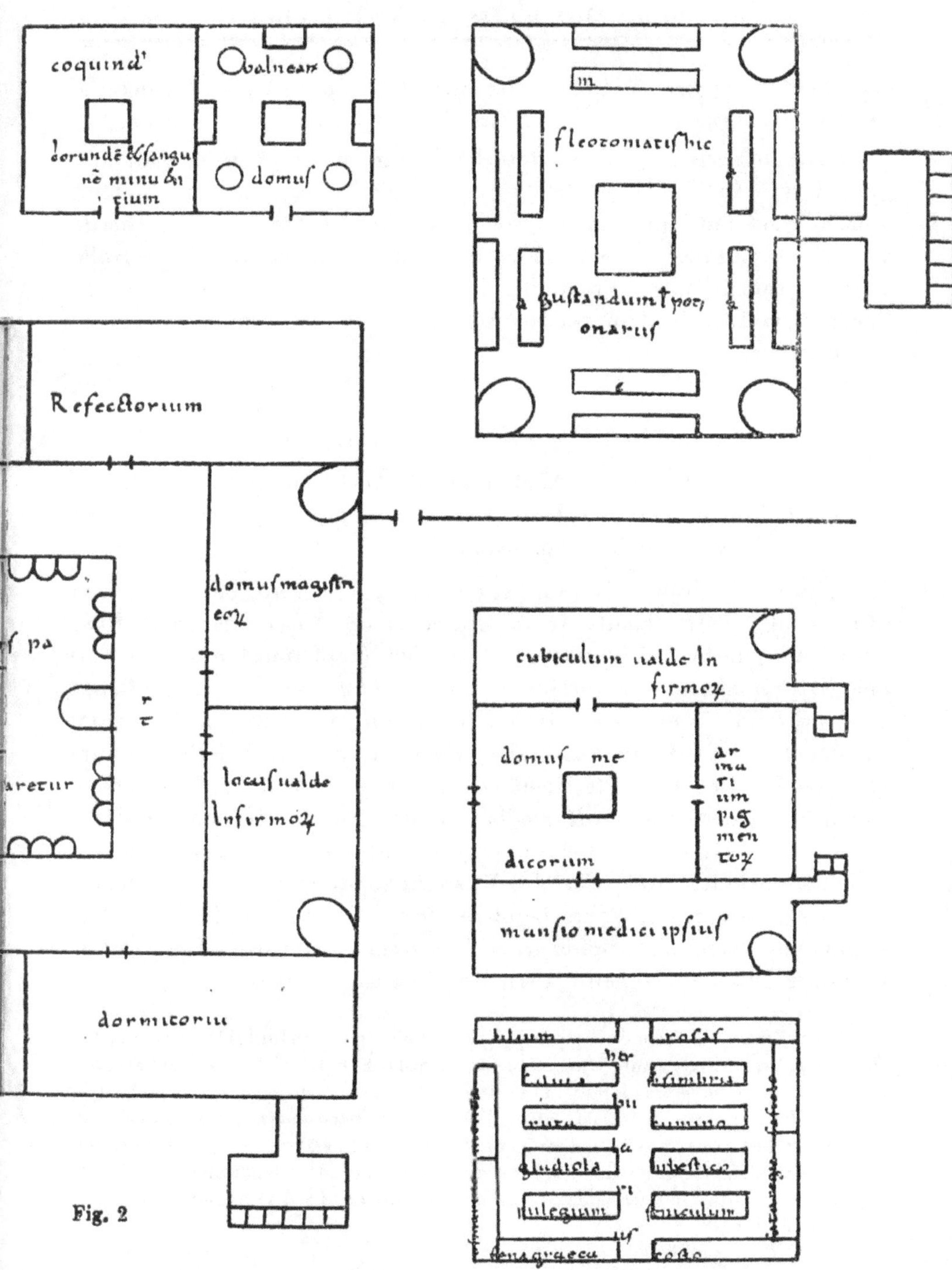

Fig. 2

Krankenhause der Mönche, scheint sich durch diese Annahme erklären zu lassen.

Zu bemerken ist jedoch, daß der Raum, der soeben als Hof und das Viereck in der Mitte desselben, das als kleines Haus bezeichnet wurde, auch ein mit einem großen Tische oder einem Feuerherde versehenes Zimmer, oder dagegen den innern, freien, von einer Halle umschlossenen Raum vorstellen können. Man vergleiche die ähnlichen Quadrate in dem Gasthause, in der äußern Schule, im Hause des Gärtners usw.

Arzneikräutergarten (herbularius)

Unmittelbar hinter der Wohnung der Ärzte, in der nordöstlichen Ecke der Anlage liegt der Kräutergarten mit 16 Beeten, die mit folgenden Gewächsen bepflanzt sind:

Lilium, Weißlilie (lilium candidum); Salvia, Salbei (salvia officinalis); Ruta, Raute (ruta graveolens); Rosa, gemeine Rose (rosa rubiginosa); Sisymbrium, Hederich (raphanus raphanistrum) oder Brunnenkresse nasturtium (was aber kaum im Garten gepflanzt wird); Cumino, römischer Kümmel (cuminum cyminum); Lubesticum, Liebstöckel (levisticum officinale); Foeniculum, Fenchel (foeniculum officinale); Mentha, Pfeffermünz (mentha piperita); Rosmarino, Rosmarin (rosmarinus officinalis); Fena graeca, Griechisch Heu, Bockshorn (trigonella foenum graecum); Costo, Frauenmünze (tanacetum balsamita); Fasiolo, Vitsbohne, Stangenbohne (phaseolus vulgaris); Sata regia, wahrscheinlich die im Capitulare de villis vorkommende Satureia, Pfefferkraut (satureia hortensis). Diese letztgenannte Pflanze erscheint auch im Gemüsegarten[1]).

[1]) Von diesem ist wieder die Rede bei Heyne. Er gibt in seinen fünf Büchern deutscher Hausaltertümer interessante Bemerkungen (Bd. II S. 87) zu diesen Heilkräutern. Er macht unter anderem darauf aufmerksam, daß zu diesen auch Rose und Lilie gehören, bezeichnende Beispiele dafür, daß man Pflanzen zuerst wegen ihrer Heilkraft, in zweiter Linie erst wegen ihrer Zier in Deutschland schätzte. Vgl. hierzu die später besprochenen Heilpflanzen in Walafrieds Garten auf der Reichenau und die im Capitulare de villis bezeichneten. — Einige botanische Ungenauigkeiten Kellers sind hier korrigiert.

Krankenhaus

Auf der Nordseite der inneren Schule und durch die kleine Kirche von ihr getrennt, steht das Krankenhaus, das in seiner Einrichtung und in seinem Umfange völlig mit dem erstgenannten Gebäude übereinstimmt. Es ist folgendermaßen bezeichnet:

Fratribus infirmis pariter locus iste paretur (den kranken Brüdern werde ebenso dieser Ort bereitet). Den westlichen Flügel nehmen eine große Kammer (camera) und das Eßzimmer (refectorium) ein, den mittleren Teil das Zimmer der gefährlich Kranken (locus valde infirmorum) nebst dem Wohnzimmer des Direktors oder Moderators (domus magistri eorum), welche beide mit Oefen versehen sind. Der östliche Flügel enthält ein Wohnzimmer (pisalis) mit einem Ofen und Rauchfang und ein Schlafzimmer (dormitorium) mit einem Abtritte. Die Küche (coquina) steht mehrere Schritte vom Spital entfernt, östlich vom Speisezimmer. In derselben ist auch den Aderlassern (sanguinem minuentium) ein Platz angewiesen. In der Mitte des von der Bogenhalle (porticus) eingeschlossenen Raumes befindet sich, wie beim Krankenhaus der Mönche, ein viereckiges Plätzchen, worin ein Baum steht oder ein Ziehbrunnen. Die Küche sowohl als das unter demselben Dache befindliche Badezimmer (balnearum domus) sind wie die gleichbedeutenden Räume in der innern Schule eingerichtet[1]). Bäder waren früher, wie bekannt, eines der gewöhnlichsten Heilmittel. Die alte Benediktinerregel drückt sich über den Gebrauch derselben im Capitel de infirmis fratribus so aus: Balnearum usus infirmis quotiens expedit offeratur, senibus[2]) autem et maxime juvenibus tardius concedatur.

Die Kapelle, die zum Krankenhaus gehört, hat ihren Altar im Westen. Sie ist von derjenigen der innern Schule durch eine Quermauer getrennt, steht mit ihr unter demselben Dache und hat dieselbe

---

[1]) Heyne und Martin (l. c.) beschäftigen sich eingehend mit diesen Badeeinrichtungen des Planes. Wir finden drei Anlagen; eine für die Brüder „balneatorium et lavandi locus", ferner Bäder für Schüler und Kranke. Letztere bilden nur den halben Teil eines Hauses, in dem die eine Hälfte für die Küche reserviert ist. Siehe auch später die Erzählung Ekkehards von dem badenden Bettler.

[2]) In der später gegebenen entsprechenden Stelle aus Keros Benediktinerregel heißt es nicht „senibus", sondern „sanis".

Einrichtung und Größe. Der Eingang ist mit istorum ingressus, die Betstühle sind mit formulae, die Stufen und der Altar mit gradus und altare bezeichnet.

Aderlaßhaus

Fleotomatis[1]) (sic) hic gustandum vel potionariis.

Dieses Gebäude, in das man von der Südseite her eintritt, schließt einen einzigen, großen viereckigen Raum in sich, in welchem man zu Ader lassen und Abführmittel nehmen kann. Er ist mit sechs Tischen (mensae) und ebensoviel Bänken versehen und wird durch vier in den Ecken angebrachte Öfen geheizt. Auf der Nordseite befinden sich die Abtritte. Ob durch das große Viereck in der Mitte des Raumes ein großer Tisch oder ein Herd bezeichnet werden soll, scheint nicht leicht auszumitteln.

Das planierte Kloster hatte also seine eigenen Ärzte mit Wohnung, Apotheke, d. h. Kräuterkammer und Kräutergarten, mit Krankenhaus, Aderlaßraum, Purgatorium, und Kellers Schilderung gibt so manche Andeutung über Zweck und Einrichtung dieser Räume, daß eine rege Phantasie, die in die Zustände der Mönchsmedizin dieser Zeit überhaupt eingeweiht ist, schon eine ungefähre Vorstellung von dem sich machen kann, was hier an Heilkunst geliefert wurde. Im weiteren kommen uns da nachher gesammelte Notizen zu Hilfe, welche Chronisten über berühmte St. Galler Klosterärzte und ihre Kuren hinterlassen haben. Vorerst wollen wir hier noch einem Dokumente Raum geben, welches zeigt, in welch hohem Maße man in den Benediktinerklöstern, so auch in St. Gallen, die Sorge für die Kranken sich angelegen sein ließ. Es ist ein Abschnitt aus einer Handschrift des 8. oder 9. Jahrhunderts, die als Keros Benediktinerregel überliefert worden ist. Kero war Mönch im Kloster St. Gallen unter Abt Othmar im 8. Jahrhundert[2]).

---

[1]) Von φλεβότομον, Flebotomum, d. h. das zum Aderlaß dienende besonders geformte Messerchen.

[2]) Hattemer, Denkmale des Mittelalters. St. Gallens altdeutsche Sprachschätze Bd. I S. 86.

De infirmis fratribus

Infirmorum cura ante omnia et super omnia adhibenda est; Ut sicut revera christo ita eis serviatur; quia ipse dixit: Infirmus fui et visitasti me. Et: quod fecistis uni de his minimis meis, mihi fecistis.

Sed ipsi infirmi considerent in honore dei sibi serviri et non superfluitate sua contristent Fratres suos servientes sibi; qui tamen pacienter portandi sunt; quia de talibus compositior mercis adquiritur.

Ergo cura maxima sit abbati; ne aliqua negligentia paciantur; Quibus fratribus infirmis sit cella se deputata et servitor timens deum et diligens ac sollicitus.

Balnearum usus infirmis quotiens expedit offeratur; Sanis autem et maxime iuvenibus tardius concedatur.

Sed et carnium usus infirmis omnino debilibus pro repatione (!) concedatur.

Von den kranken Brüdern[1])

Die Pflege der Kranken ist vor alles und über alles zu stellen; es werde ihnen gedient, ganz als wären sie Christus in Person. Hat er doch selbst gesagt: „Ich war krank und du hast mich besucht“ und „was ihr einem dieser meiner Geringsten getan, das habt ihr mir getan.“

Die Kranken selbst aber sollen erwägen, daß ihnen zur Ehre Gottes gedient wird, und sollen ihre sie pflegenden Brüder nicht durch überflüssige Ansprüche betrüben. Doch sind sie mit Geduld zu ertragen, weil man sich an solchen reicheren Lohn erwirbt.

So sei es des Abtes höchste Sorge, daß sie unter keinerlei Vernachlässigung leiden. Diesen kranken Brüdern bestimme man eine abgetrennte Zelle beiseite und einen gottesfürchtigen, umsichtigen und sorgsamen Wärter.

Der Gebrauch von Bädern sei ihnen, wann immer förderlich, vergönnt; den Gesunden aber und besonders den Jungen erlaube man ihn nicht so leicht.

Aber auch Fleischnahrung gestatte man den Kranken und überhaupt den Schwachen zur Wiederherstellung.

[1]) Übersetzt von Herrn Walter Ulrich

At ubi meliorati fuerint a carnibus, more solito absteneant.

Curam autem maximam habeat abbas, ne a cellararius (!) aut servitoribus neglegantur infirmi. Ad ipsum respicit, quicquid a discipulis delinquitur.

Sobald es ihnen aber infolge des Fleischgenusses besser geht, sollen sich alle dessen, wie gewöhnlich, enthalten.

Ferner trage der Abt größte Sorge, daß die Kranken nicht vom Kellner oder den dienenden Brüdern vernachlässigt werden. Ihn geht alles an, was von den Bediensteten versäumt wird.

Man darf sich nun freilich nicht vorstellen, daß es überall in den Klöstern so opulent mit den Krankenräumen und ärztlicher Hilfe bestellt war, wie der ideale St. Galler Grundriß dies vorsah. Es gab wohl viele, die sich mit einem Krankenzimmer für die Insassen zufrieden geben mußten, entsprechend der Bestimmung in der vorn wiedergegebenen Benediktinerregel: den „kranken Brüdern bestimme man eine abgetrennte Zelle (cella) und einen gottesfürchtigen, sorgsamen Wärter". Wir lesen denn auch in Klosterberichten, daß einer der Mönche als „infirmarius" diese Aufsicht führte. So finden wir z. B. im Zisterzienserkloster Wettingen (Stella maris) im Jahre 1241 den Johann von Ulm mit diesem Amte betraut; zu anderer Zeit war er Subdiakon und Kustos[1]). Im Zisterzienserkloster Kappel bestand die Infirmerie aus einer Stube und einem Schlafsaal, daneben eine Kapelle[2]). Andere Klöster wieder hatten wie St. Gallen eigentliche Krankenhäuser („infirmeria", siechenhus), so z. B. die Prämonstratenser — Abtei Rüti (1217[3]). Dieses „infra septes monasterii", d. h. innerhalb des Klostereingangs gelegene Spital, diente dann wohl auch Pilgern und Kranken der umwohnenden Bevölkerung und faßte in sich eine Kapelle. Vom Kloster Reichenau, das mit St. Gallen in enger geistiger Verbindung stand, und

[1]) Willi, Album Wettingense S. 4.

[2]) Heinrich Bullingers Beschreibung des Klosters Kappel. Mitteilungen der antiquar. Ges. LVI S. 231.

[3]) Ebenda LXI, S. 192.

das wir als wichtiges kulturell verwandtes Grenzgebiet in unsere Studien einbeziehen, besitzen wir eine bis ins 12. Jahrhundert reichende Liste von Spitalmeistern (hospitalarius[1]); davon mehr in einem später folgenden, den Krankenhäusern speziell gewidmeten Abschnitt.

Nun wieder zurück zum Kloster St. Gallen. Wie sehr seine Mönche durch Pflege der Wissenschaften sich auszeichneten, ist im früheren wiederholt gesagt; sie wirkten als Lehrer, Schriftsteller, Dichter, Musiker, Kalligraphen, Bildschnitzer, Maler, und die St. Galler Klosterschule war vom 9. bis ins 11. Jahrhundert gleichsam die Hochschule Alemanniens. Die Hauptwissenschaften wurden da wie in allen Klosterakademien dieser Zeit in einer gewissen Stufenfolge doziert. Es gab einen Elementar- und einen Realkurs. Im ersteren wurden die sprachlich-philosophischen Fächer absolviert: Grammatik, Rhetorik, Dialektik. Das hieß man von der Anzahl der Fächer „Trivium" oder Dreifächerweg. Da erklärten die Professoren den Cicero, Quintilian, Virgil, Ovid und gaben ihren Schülern den Sallust, Livius, Iuvenal und andere Klassiker zu lesen und im ganzen Reiche schrieb man nirgends ein so gutes Latein, wie in St. Gallen. Im zweiten Kurs folgten die mehr realistischen Wissenschaften: Geometrie, Arithmetik, Astronomie, Musik. Man nannte diese Abteilung „Quadrivium" oder Vierfächerweg. Alle diese Fächer zusammen hießen die sieben freien Künste. Dabei war die Schule nach allgemein herrschender Sitte eine doppelte; es gab eine innere und eine äußere. Jene war für die dem Klosterleben sich Widmenden bestimmt, diese für solche, die dem geistlichen Berufe außerhalb des Klosters sich hingeben wollten.

Unvergänglichen Ruhm haben manche der an dieser Schule wirkenden Lehrer durch ihre Werke sich erworben, so der Dichter und Komponist Notker, der Stammler, der Bildschnitzer Tutilo (beide um 900), der Sprachgelehrte Notker Labeo (der Dicklippige, um 1000), der Geschichts-

[1]) Baas, Geschichte der mittelalterlichen Heilkunst am Bodensee. Arch. f. Kulturgesch. IV S. 133.

schreiber Ekkehart IV. (um 1050). Durch emsiges Abschreiben wurde im Kloster eine kostbare Bibliothek angelegt, und heute noch erregen die Prachtwerke, welche die St. Galler Mönche auf Pergament schrieben und mit kunstvollen Anfangsbuchstaben (Initialen) und Malereien (Miniaturen) verzierten, unsere Bewunderung.

Das sind nur einige kurze Daten aus dem wissenschaftlichen und künstlerischen Leben dieses berühmten Klosters, geschöpft hauptsächlich aus der bekannten trefflichen Schilderung des St. Galler Historikers Ildefons von Arx[1]). Wollen wir die Gestalten dieser gelehrten Mönche lebendiger vor uns sehen, so müssen wir Scheffels Ekkehard aufschlagen und die Herzogin Hadwig auf ihrem Besuch bei den Jüngern des Heiligen Gallus begleiten. Während da die schöne Reichsverweserin in Schwaben, des „Klosters Schirmvogt“, vor den Mauern auf Einlaß wartet, versammelt rasch der Abt in der Aula den „gottgefälligen Senat“, um über den Empfang zu beraten. Und da rücken sie nun alle auf, die berühmten Mönchsgestalten, die wir oben schon nannten und andere dazu. Es erscheint, was uns vor allem interessiert, Notker, der Arzt, von dem Scheffel sagt, daß „er jüngst des Abts hinkendem Fuß die große Heilkur verordnet hatte mit Einreibung von Fischgehirn und Umschlag einer frisch abgezogenen Wolfshaut, auf daß die Wärme des Pelzes die gekrümmten Sehnen gerad biege“. Da haben wir, mit dichterischer Freiheit besungen, den berühmten St. Galler Klosterarzt vor uns, von dem nicht nur die welthistorischen Bücher reden, sondern dessen Name auch in die Medizingeschichte übergegangen ist. Sprengel nennt ihn schon (1823[2]), später Meyer-Ahrens[3]) (1862), dann Haeser[4]). Von den Künsten dieses frommen Medicus darf nun freilich der Leser nicht große Stücke erwarten, ebensowenig von anderen noch zu nennenden Klosterärzten. Ihre Kenntnisse

---

[1]) v. Arx, Geschichten des Kantons St. Gallen. 1. Bd.

[2]) l. c. II. Teil S. 486.

[3]) l. c. S. 468.

[4]) l. c. Bd. I S. 832.

vom Bau und der Physiologie des Körpers waren gewiß höchst primitiver Art und ihre Pathologie und Therapie etwa auf der Stufe der von Resten der Antike, von Mystik, Volksmedizin und Kräuterkunde durchdrungenen „Physica" jener berühmten schriftstellernden Klosterärztin Hildegard[1]). Immerhin werden wir gleich hören, daß gerade dieser Notker bei den Griechen Belehrung suchte. Im übrigen fehlte eben hier das Fundament der Medizin, das Hauptorgan aller Kultur, die Naturkenntnis, die an Stelle des triumphierenden Wunder- und Aberglaubens das Naturgesetz stellte, und in der die Kirche ihren geschworenen Feind witterte, den sie einstweilen allerdings noch wenig zu fürchten brauchte. Es konnte bei solchem Bildungsstatus die Krankheitsbehandlung sich nicht über das hinwegheben, was wir heute Quacksalberei und empirische Heilpfuscherei nennen. In der Diagnostik spielte die Harnschau eine wichtige Rolle, und wir sehn sie da, so wie dies auf uralten Bildern dargestellt wird, das „Urinal" emporhalten und mit Kennerblick den Inhalt prüfen. Besonders Notker entwickelte in der Uroskopie, wie wir später vernehmen werden, einen feinen Spürsinn; er vermochte auch aus dem Geruche des Blutes die Blattern zu wittern.

Der Leser erinnert sich an Sprengels vorn zitierte, für viele Mönchsärzte wohl zutreffende Qualifikation als „fanatische fromme Krankenwärter". In gewisser Hinsicht nicht ganz gerecht und zu hart klingt sein weiteres generalisierendes Urteil, es hätten diese Mönche die wissenschaftliche Bearbeitung der Medizin deshalb vernachlässigt, „weil sie aus Einfalt, Aberglauben und Abscheu vor allem Nachdenken und aller profanen Gelehrsamkeit nie die natürlichen Ursachen erforschten, nie natürliche Heilmittel wählten, sondern zu Gebeten, zu den Reliquien der Märtyrer, zum Weihwasser, zum Abendmahl und zu dem Chrisma ihre Zuflucht nahmen". Es gab Ausnahmen. Nach dem, was z. B. von diesem Notker überliefert wird, scheint er nicht bar aller profanen Gelehrsamkeit

[1]) Kaiser, Die naturwissenschaftlichen Schriften der Hildegard von Bingen. Berlin 1901.

gewesen zu sein. Der Chronist Ekkehart sagt von ihm in seinen „Casus Monasterii St. Galli[1])“, er habe deshalb so wunderbare Heilungen durchgeführt, weil er in „Aphorismis medicinalibus“, sowie in „Antidotis Prognosticis Hippocratis[2]) singulariter instructus“ gewesen sei. Die Klosterbibliotheken, so auch die berühmte St. Galler Bücherei, enthielten zwar weit in der Hauptsache theologische Werke, daneben aber doch auch, wie das Folgende beweist, etwas an naturwissenschaftlichen und medizinischen Büchern:

In dem ältesten Bibliothekkatalog von St. Gallen[3]) aus der Mitte des 9. Jahrhunderts sind notiert:

Libri medicinalis artis volumina II et I parvus Require I. Item libri III medicinalis artis in quaternionibus (d. i. in Heften). Im Verzeichnis der Privatbibliothek des Abtes Hartmut aus dem Jahre 883 ist genannt: Medicinalis liber unus; in der Privatbibliothek des Abtes Grimald (841—872): Medicinalis liber I in quaternionibus. Ferner sind aufgezeichnet die ebenfalls Medizinisches enthaltenden Etymologien des Bischofs Isidor von Sevilla[4]).

Im ersten Katalog von Reichenau[5]) von 821—822 finden wir unter dem Titel „De libris medicinae artis“: De positione et situ membrorum liber I; Gallieni (d. h. Galeni) libri II; Alexandri libri III; Vindiciani libri IV; de olei confectionibus in codice I.

---

[1]) Es liegt mir vor: Ekkehart's IV. Casus Sancti Galli, übersetzt von G. Meyer von Knonau; dasselbe im lateinischen Text in Goldast, Rerum Alamannicarum scriptores.

[2]) Die Aphorismen und das Prognostikon des Hippokrates gehörten zu den gebräuchlichsten Schriften des frühen medizinischen Unterrichts im Mittelalter. Haeser I. S. 825.

[3]) Mittelalterliche Bibliothekskataloge Deutschlands und der Schweiz. Bd. I S. 82.

[4]) Bischof Isidor von Sevilla (6.—7. Jahrhundert) gehört zu den vornehmsten Repräsentanten der Schriftsteller aus der Periode der Mönchsmedizin. Die Etymologien sind sein Hauptwerk und bestehen aus 20 Büchern, in welchen „der Inbegriff des Wissens jener Zeit“ zusammengefaßt wird. Das 4. Buch handelt von der Medizin. Das Werk hatte lange Zeit autoritativen Charakter und wurde vielfach abgeschrieben, Haeser I S. 630. Pagel im Handbuch I S. 626. Wir finden ihn auch in den Katalogen der fränkischen Klöster. Dubreuil l. c. S. 179.

[5]) Mittelalterl. Biblioth. Kataloge l. c. S. 240.

Herbarius Apulei Platonici[1]) liber in codice I add. G. Confectionum malagmatum (erweichende Mittel), antidotum et emplastrorum et dieta medicinae in codice I: Epistolae Vindiciani et prognostica Democriti[2]) et excerptiones de libris medicinalibus in codice I. Item excerptorum de libris medicinalibus liber, volumina II. Publii Vegetii Renati mulomedicinae libri IV in codice I. Chartarum et indiculorum volumina II.

In dem von Neugart[3]) publizierten Verzeichnis, das der Mönch Reginbert zwischen 799—838 anfertigte, findet sich ferner (S. 548) „et de arte medica libri Bedae presb." und „et liber Plinii secundi[4]) de natura rerum", weiter S. 551 „In XXX primo libello de arte medicinae, metris, versibus Jacobus[5]) nomine ad Karolum regem scribebat" etc. Ferner treffen wir auch hier wieder die Etymologien des Enzyklopädisten Isidor.

---

[1]) Lucius Apulejus, auch Apulejus Platonicus, Verfasser der Schrift: Herbarius, s. de medicaminibus herbarum, die fast ganz auf Plinius und Dioskorides beruht. Es sind darin pflanzliche Mittel und die damit zu behandelnden Krankheiten beschrieben. Zu Ende des 5. Jahrhunderts entstanden. Haeser I S. 627. Pagel-Sudhoff, Einführung S. 156.

[2]) Nach Sigerist laufen unter dem Namen des Philosophen Demokrit eine ganze Reihe spätantiker medizinischer Schriften und Kompilationen. Die in mehreren Handschriften vorhandenen Prognostica stellen ein Kompendium der Medizin dar. Siehe: Heeg, Pseudodemokritische Studien, Berlin 1913 und Sigerist, Die Prognostica Democriti etc. Arch. f. Gesch. d. Medizin II 1921 S. 157—159.

[3]) Neugart, Episcopatus Constantiensis alemannicus T. I.

Ein Teil der Reichenauer medizinischen Handschriften ist in der Karlsruher Bibliothek. Von den jetzt noch vorhandenen St. Galler mediz. Handschriften stammen wahrscheinlich noch verschiedene aus dieser frühen Zeit. S. Meyer v. Knonau Anmerkung zu Ekkehart casus S. 124.

[4]) Eine der am häufigsten von Rezeptsammlern der ersten Jahrhunderte des Mittelalters ausgebeutete Fundgrube bildete die Historia naturalis des Plinius. Der für die ärztliche Praxis verwendbare Teil wurde in ein Breviarium zusammengefaßt. Der Verfasser wird gewöhnlich Plinius junior oder secundus genannt. „Plinii secundi junioris de medicina libri tres." Haeser I S. 623. Pagel-Sudhoff S. 156.

[5]) Darauf hat Bezug eine Bemerkung in Meyer-Steineg-Sudhoff S. 176: „Walahfrid kennt noch den Serenus; sein Klostergenosse Jakobus hatte ihn, wie seine 20 Heilkräuterverse besagen, im Auftrage Kaiser Karls handschriftlich überliefert."

Im Benediktinerkloster Engelberg war nach dem Bücherverzeichnis von Abt Frowin zwischen 1142 und 1178[1]) nichts Medizinisches, aber doch ein naturwissenschaftliches Buch, nämlich ein „liber bestiarum". „Wer staunt nicht über den Inhalt und Umfang dieses Schulbücherverzeichnisses unseres armen Gotteshauses, hoch in den Alpen im Kampfe mit einer öden Wildnis! Zwei Homere, den Cicero, gereimte Fabeln, Astronomie, Naturgeschichte (liber bestiarum) und Glossen über den Ovid hätten wir doch gewiß mitten im 12. Jahrhundert bei den Mönchen in Engelberg nicht leicht gesucht," sagt v. Liebenau.

Eine ziemlich reiche Bibliothek besaß auch das Schaffhauser Kloster Allerheiligen zur Zeit des Abtes Sigefrid (1083—1096), doch verschwinden da unter den geistlichen Werken, insbesondere denen des heil. Augustin, die wenigen profanen Bücher. Auch da aber fehlt nicht ein „liber ethimologiarum Isidori"[2])

Im Katalog des Klosters Muri (11. Jahrhundert) ist aufgezeichnet[3]): „Item Augustinus de verbis Domini et de verbis apostolorum et physiologus[4])".

Ein Teil der in diesen ältesten Katalogen genannten naturwissenschaftlichen und medizinischen Handschriften ist heute noch vorhanden.

Also etwas profane Bildung und Klassikerkenntnis dürfen wir voraussetzen. Es wurde auch da als Keim weiterer Entwicklung etwas von der Antike herübergerettet. Das „wahrhaft Geistige geht nicht zugrunde". Das Verdienst dieser Patres liegt im Konservieren und Abschreiben, im Austausch und Leihverkehr latinisierter Schriften antiker Heilkunde, und es ist erfreulich zu konstatieren, daß die Überlieferung

[1]) Versuch einer urkundlichen Darstellung des reichsfreien Stiftes Engelberg. Luzern 1846, S. 33.

[2]) Quellen zur Schweizergeschichte III S. 145.

[3]) Ebenda, Das Kloster Muri S. 53.

[4]) Der „physiologus" ist das aus dem Griechischen stammende uralte Buch der Naturgeschichte, das im christlichen Morgen- und Abendlande ungemein verbreitet war und aus dem Griechischen in viele Sprachen übersetzt wurde. Es besteht darüber nach gütiger Mitteilung von Dr. Sigerist eine große Litteratur.

dieses kostbaren heidnischen Wissens von der Kirche nicht unterdrückt wurde. Die Benediktiner mit ihrer tolerant beschaulichen Kultur haben offenbar diese Art von Antike nicht als „Satanswerk" taxiert. So hat denn die Mönchsmedizin auch im Kulturvakuum unserer heimatlichen Wildnis etwas vom Kontinuum medizinischer Wissenschaft vermittelt. Neu geschaffen, Originelles produziert haben unsre Klosterdoktoren nichts, das Forschen war nicht ihre Sache; wenigstens wissen wir bis jetzt nichts davon. Als Vertreter der Alten fanden wir in den vorn durchmusterten ersten Bibliothekkatalogen die Heroen Hippokrates und Galen, dann einen als Alexander aufgeführten Autor, in dem wir wohl mit Recht Alexander von Tralles[1]) vermuten, der um 525 die byzantinische Medizin vertrat. Aus der letzten Phase medizinischen Schriftstellertums in der römischen Kaiserzeit und als Vorläufer der Mönchsmedizin treffen wir Lucius Apulejus, Vindicianus[2]) und den Pseudo-Plinius, dann kommen als bekannte Repräsentanten der Klerikermedizin der Enzyklopädist Isidor von Sevilla und der noch spätere Presbyter Beda venerabilis[3]) (674—735). Die praktisch-therapeutische Tendenz dieser frühmittelalterlichen Kodizes ist, wie Pagel sagt, unverkennbar, und unsre Klosterärzte haben sie jedenfalls auch aus diesem Grunde gehalten. Neben den nach obigen Autoren bezeichneten Büchern finden sich auch solche ohne Namen mit völlig therapeutischem Einschlag; Anleitung zur Herstellung erweichender Mittel (μαλάγματα), Antidota etc. Das Vorhandensein von Tierarzneibüchern, so der „mulome-

---

[1]) Alexandros von Tralles in Pontus, später in Rom (525—605 n. Chr.). Ein früh schon hergestellter Auszug aus seinem Werke in lateinischer Sprache war im ganzen Mittelalter benutzt. Meyer-Steineg und Sudhoff l. c. S. 153.

[2]) Vindicianus, Comes archiatrorum unter Valentinian I. (364—375). Landsmann und Freund des heiligen Augustinus; verfaßte neben anderem eine kurze Zusammenstellung der einfachen Arzneimittel und eine Schrift „de expertis". Haeser I S. 618.

[3]) Beda, der berühmte Presbyter des Klosters Wearmouth in England. Verf. der „Elementa philosophiae" und der Abhandlung „de minutione sanguinis". Letztere soll apokryph sein, wie mir Dr. Sigerist mitteilt.

dicina des Vegetius[1]" in Reichenau und eines „liber bestiarum" in Engelberg läßt schließen, daß die Mönche auch für dieses Gebiet sich interessierten, wahrscheinlich auch auf den klösterlichen Gutswirtschaften darin praktisch-therapeutisch tätig waren. Für das frühe Christentum und die Kirchenväter von Alexandria war die Natur noch nicht des Teufels, und die Gegenwart des „Physiologus", dieser von den Griechen stammenden, wundersam mystischen Naturgeschichte, in der Bibliothek von Muri läßt andeuten, daß die damaligen dortigen Mönche noch Sinn für das Naturleben, für die Zusammengehörigkeit der Schöpfung hatten.

Die weitere Angabe Sprengels, daß diese Mönchsärzte „nie natürliche Heilmittel wählten", ist wohl auch übertrieben. Nicht umsonst war im Kloster St. Gallen, unmittelbar hinter der Wohnung der Ärzte, ein Arzneikräutergarten (Herbularius) mit vorn genannten Gewächsen, dazu eine Apotheke[2]), und nicht umsonst hat der berühmte Abt Walafrid Strabo auf Reichenaus grünendem Eiland im Jahre 841 seinen bekannten „Hortulus[3])" gedichtet, in welchem er 23 in dem von ihm angelegten „Hortus medicus" gezüchtete Arzneipflanzen beschreibt, in wohlgefügten Hexametern uns eine Idee von deren offizinellem Gebrauche und damit ein Stück der damaligen Materia medica gibt. Salvia, Ruta, Artemisia, Foeniculum, Betonica und andere zum Teil heute noch pharmazeutisch ausgenutzte Gewächse werden in ihren Heilpotenzen anmutig geschildert,

---

[1]) Die mulomedicina oder Ars veterinaria des Vegetius war das umfassendste tierärztliche Werk des Altertums. Haeser I S. 545.

[2]) „Armarium pigmentorum" heißt es im Klosterplan, also bescheiden gesagt eine Kräuterkammer, in welcher die Heilkräuter aufbewahrt und zubereitet wurden. Eine solche fand sich nach Dubreuil auch in den fränkischen Abteien des X. und XI. Jahrhunderts. Es findet sich da auch in einer Provinz zur selben Zeit schon das Wort „apothecarius", anfangs synonym mit medicus.

[3]) Über diesen Hortulus ist eine ganze Literatur entstanden, die in Haeser I S. 637 zu finden ist. Mir lag die Bearbeitung von Walchner, Karlsruhe 1838, vor. Ausführliches bringt auch Meyer in seiner Geschichte der Botanik Bd. III S. 422.

und am Schlusse des Poems folgt die liebenswürdige Dedikation an den Abt Grimaldus in St. Gallen. Walafrid war ein Schüler und Freund des gelehrten, auch in der Medizingeschichte bekannten, Fuldenser Abtes Hraban Maurus, und er soll in dankbarer Erinnerung an den geliebten Lehrer dessen Glossas latino barbaricas de partibus humani corporis nach dem mündlichen Unterricht desselben niedergeschrieben haben[1]). Er war, wie Oheim in seiner Chronik von Reichenau possierlich von ihm sagt[2]), ein hochgelehrter Mann, „dero vil zügknus sines suptilen hirns und vernunfft hinder im verlaussen hat".

Die beiden engverbrüderten Klöster St. Gallen und Reichenau standen als Tauschplätze der Kunst und Wissenschaft in regem geistigen Kontakt, und die Professoren der beiden Schulen haben im Briefwechsel[3]) ihre Gelehrsamkeit gegenseitig an den Mann gebracht, vielleicht auch über ihre botanischen Gärten sich unterhalten und nicht nur Bücher[4]) und Gedichte, sondern auch Pflanzen ausgetauscht. Gar lieblich ist das Bild, welches der ungemein sympathische Walafrid in seiner Dedikation an Grimald vom St. Galler

---

[1]) Nach Walchner l. c.

[2]) Gallus Oheims Chronik von Reichenau S. 54.

[3]) Von Arx, l. c., spricht von diesem Briefwechsel S. 189 und nennt in Anmerkung c) auch Walafrid.

[4]) Besonders rege müssen wir uns den Bücherverkehr zwischen Reichenau, Konstanz, St. Gallen und Murbach vorstellen (Mittelalterliche Bibliothekskataloge l. c. S. 223), aber auch mit dem Ausland war Verbindung. Es kamen Handschriften aus Italien, aus Frankreich, wo Tours und St. Denis reichhaltige Bibliotheken besaßen, auch wandernde Schotten brachten Bücher. Von einem eigentlichen Handel mit geschriebenen Büchern kann aber auf unserer Seite der Alpen keine Rede sein. Man konnte diese Handschriften nur von den wenigen Stätten beziehen, wo sie aus dem Altertum überliefert, aufbewahrt und vervielfältigt wurden. Diese Stätten waren die Klöster, und eines lieh dem andern die kostbaren Schätze, um Abschrift zu nehmen. Nur so wurde es möglich, mit großen Kosten und Mühen eine Bibliothek anzulegen. Das Pergament, auf welches geschrieben wurde, war ein teurer Artikel, und was man damals Schreiben nannte, würde man jetzt eher Malen nennen. St. Gallische Neujahrsblätter 1863 S. 10.

Klostergarten gibt, in welchem unter Obstbäumen die Klosterschüler fröhlich sich tummeln:

„Wenn hinterm Zaune, in bescheidnem Gärtlein
Du still in deiner Bäume Schatten sitzest,
Wo durch des Pfirsichs Laub die Sonne bricht
Und ihre Lichter auf dem Boden spielen,
Derweilen deiner Schüler muntres Völklein
Die Früchte aufliest mit dem zarten Flaum
Und eifrig sammelt in die weißen Netze —
Kaum will die kleine Hand die Frucht umspannen —
Dann lies dies Büchlein, beßre, was mißlungen,
Laß stehn, was nur geriet, und denk an mich,
Geliebter Vater mein. Des Höchsten Segen
Geleite dich und helfe dir dereinst
Zur ewgen Seligkeit. Das walte Gott[1]).“

Wer so dichten konnte, den hat nicht trübe Kontemplation und Askese geplagt und zum Verleiden des Erdenlebens geführt.

Auch Reichenau hatte seine Klosterärzte. Nach Baas werden aus dem ersten Dritteil des 9. Jahrhunderts 3 Mönche als „medici“ gemeldet[2]): Geilo, Teilo und Sigipreth. Der Chronist Oheim sagt, es seien unter dem trefflichen Abt Erlebald (823—838) „vil andechtiger, herlicher man mit iren büchern und andre kleinot“ nach dem viel besuchten Kloster gekommen, darunter „Sigibertus, ein artzat[3])“.

Was nun diese Reichenauer und St. Galler Mönchsdoktoren mit den uns bekannten Gewächsen ihrer Arzneikräutergärten anfingen, damit diese ihre Heilkraft entfalten konnten, und was für Indikationen sie stellten, darüber gibt wieder Walafrids Dichtung Aufschluß, indem er von jeder der besungenen

[1]) Aus Winterfeld, Deutsche Dichtungen des lateinischen Mittelalters. S. 171.

[2]) Baas, Zur Geschichte der mittelalterlichen Heilkunst im Bodenseegebiet. Arch. f. Kulturgeschichte Bd. IV, S. 129.

Quelle: Mon. German. Liber confraternitatum. Im Nekrologium von Reichenau, herausgegeben von F. Keller, fand ich keinen „medicus“.

[3]) Nach König, Über Walafried Strabo von Reichenau. Freiburger Diözesen-Archiv. Bd. III S. 366.

Pflanzen Anwendungsweise und Wirkung schildert. Die Heilmittel werden aus den Kräutern in verschiedener Weise zubereitet und äußerlich und innerlich angewendet. Davon eine kleine Blütenlese: Äußerlich: Frische Blätter von Artemisia absynthium werden bei Kopfweh auf den Scheitel gelegt, ein Blatt von Pulegium gegen Sonnenstich hinters Ohr, zerquetschte Blüten von Lilium album bei Kontusionen appliziert. Zur Beschleunigung der Wundheilung dient die Betonica; Salbe von ausgepreßtem Safte der Nepeta, und Olivenöl vertreibt entstellende Narben und befördert den Nachwuchs ausgefallener Haare. Innerlich: Zu Heiltränken werden die verschiedensten Spezies als Infus und Dekokt und Zusatz zu verschiedenen Vehikeln benutzt. Gerühmt wird gestoßene Wurzel von Gladiola (Schwertlilie), mit Wein gegeben gegen Blasenschmerz. Der Same von Foeniculum in Geissenmilch wird als eröffnend, mit Wein gemischt gegen Husten empfohlen. Der Same von Petersilie, mit Wasser und Essig abgekocht, wirkt harntreibend. Als Antidotum gilt die Raute usw.

Einen Schimmer von der Klosterpharmakologie geben uns weiter Rezepte, welche in St. Galler Handschriften enthalten sind. Dieselben reichen bis ins 8. Jahrhundert zurück und sind zum Teil als Sprachmerkwürdigkeiten von Philologen bekanntgemacht worden. Unsere im Getriebe des historischen Lebens, im weiten Feld der Staats- und Kirchengeschichte sich bewegenden Forschungen kommen hier und an anderen Stellen mit Dokumenten der Literaturgeschichte in Berührung; wieder an anderen Orten ist es die Rechtsgeschichte, mit der wir Fühlung nehmen. Die Jurisprudenz fing ja früh an, die Medizin zu meistern. So sehen wir auch da eine kulturelle Lebensbetätigung in die andere hineingreifen.

Hattemer führt in seinen „altdeutschen Sprachschätzen aus St. Gallen[1])" (Bd. 3 S. 597) Handschrift 44 aus dem VIII. Jahrhundert an; ferner (Bd. 1 S. 319) Handschrift 105, Jahrhundert IX. S. 167 (Liber medicinalis) mit einer Reihe von Rezepten S. 314 „de rebus

[1]) Hattemer, Denkmale des Mittelalters.

medicamentorum". Nach Sigerist[1]) ist die Rezeptliteratur dieser Zeit sehr groß. Tausende solcher Rezepte aus der Antike waren noch bekannt. In der Handschrift CXX von Reichenau aus dem 9./10. Jahrhundert ist eine Sammlung von 140 Rezepten.

Wie in der Mönchsmedizin überhaupt, so spielte auch in der Therapie der St. Galler Klosterärzte der Aderlaß eine wichtige Rolle, war doch, wie wir aus dem Bauplane wissen, für diese Prozedur ein besonderes Haus vorgesehen („Fleotomatis hic gustandum vel potionariis"), und waren besondere Aderlasser bestimmt, welchen („sanguinem minuentium") in der zum Krankenhaus gehörenden Küche („coquina") neben dem Baderaum eine Wohnung angewiesen war[2]). Man darf sich aber nicht vorstellen, daß in diesem planierten Aderlaßhaus etwa nur Kranken zu Ader gelassen werden sollte, sondern es fanden in diesen Klöstern Blutabzapfungen en gros statt, um nach Vorschrift und Usus bei gesunden Mönchen die Begierden zu besänftigen und nach herrschendem Wahn die Gesundheit zu kräftigen. Daß diese Annahme richtig ist, dafür spricht ein instruktives Dokument, welches zwar nicht dem Kloster St. Gallen entstammt, wohl aber demjenigen von Einsiedeln. Eine hier in der Stiftsbibliothek vorhandene Handschrift aus dem 10. Jahrhundert[3]) enthält eine Klosterordnung (De consuetudine in regularibus monasteriis omni tempore observanda), und in diesen Consuetudines ist auch ein Aderlaßreglement enthalten, welches wert ist, hier in extenso aufgehoben zu werden.

Voran sei die Reproduktion eines den Aderlaß darstellenden Miniaturbildes gestellt, das in einem Kodex der Einsiedler-

---

[1]) Mitteilung des auf diesem Gebiete speziell beschäftigten Forschers. Siehe seine Studien und Texte zur frühmittelalterlichen Rezeptliteratur. Leipzig, Barth 1922, wo auch das St. Galler Antidotarium aus Cod. 44 ganz veröffentlicht ist.

[2]) Nach Dubreuil l. c. S. 215 gehörte in den fränkischen Abteien des 11. Jahrhunderts zum ständigen Laienpersonal ein „saigneur (phlebotomator)" und ein „barbier (rasor, barbitonsor)".

[3]) Ich habe dies Dokument gefunden in Ringholz, Geschichte des fürstlichen Benediktinerstiftes von Einsiedeln. I S. 675.

bibliothek aus dem 10. Jahrhundert sich befindet[1]). Es enthält derselbe die wiederholt erwähnten, auch in der St. Galler und Reichenauer Bibliothek vorhandenen Etymologien des Bischofs Isidor von Sevilla.

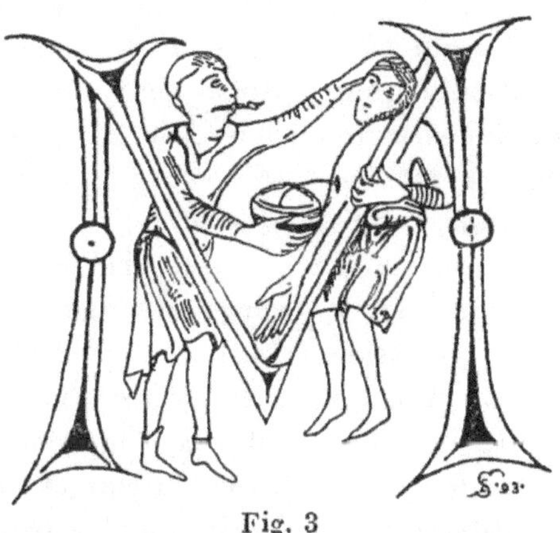

Fig. 3

Sanguinis minutio generaliter fiat in kalendis, nisi forte occurrerit praecipua sollempnitas, pro qua re aut anticipanda erit aut differenda in postmodum. Tempore hiemis a kalendis scilicet Octobris usque XL mam, quando ad nonam comedunt fratres, die kalendarum hore temperius pulsentur, atque post mensam tabula

[2]) Zu Ader lasse man im allgemeinen am ersten Monatstag, wenn nicht etwa eine wichtige Feier auf ihn fällt, um deretwillen man es vorrücken oder auf später verschieben soll. Im Winter, d.h. vom Anfang Oktober bis zur Fastenzeit, wenn die Brüder um die neunte Stunde speisen, läute man am Monatsersten die Horen

[1]) Kodex 360 f. 48, Initiale M. Isidori Etymologiarum fragmenta. liber IV. de medicina. S. Catalogus codicum manu scriptorum der Einsiedlerbibliothek von G. Meier. S. 324. Nach der Reproduktion von Stückelberg in Arch. f. Schweiz. Volkskunde I (1897) S. 70. Die Etymologien Isidors, Bischofs von Sevilla, sind, wie früher gesagt, ein Sammelwerk, ein „Konversationslexikon" aus der Zeit, wo die Wissenschaft in den Händen der Kirche war, ein begehrtes Stück der Klöster. Siehe außer den früher erwähnten Quellen Ausführliches darüber in Overbeck, Vorgeschichte und Jugend der mittelalterlichen Scholastik. S. 37. — Vgl. auch hierzu die interessanten Aderlaßfiguren in Sudhoff, Mittelalterliche Chirurgie I S. 162.

[2]) Übersetzt von Herrn Walter Ulrich.

prioris manu percussa, congregentur omnes, etiam et ministeriales, ante quam reficiantur. Dicto quoque benedicite interroget singulatim prior, quibus sit necessarium venas incidere. Cumque dicerit, consignet eis vascula, quae ibi praeparata debent esse ab infirmorum servitore. Procuret tamen, ut unus presbiter, diaconus, subdiaconus, cellerarius I, ebdomedarius coquine I, vel refectorarius, mense lector et servitor, custos aecclesiae I remaneant, usque in IIIItam diem, ut nec divino nec humano careant servitio. Deinde facto signo, communiter in refectorium pergant bibituri potionem. Unde exeuntes exuant se diurnalibus calciamentis et induantur nocturnalibus; inde conveniant in domo huic ministerio congruenti, quo inveniatur grandis ignis et clare ardens, factus a praedicto servitore. Quod si domus non potuerit eos capere, faciant hoc per turmas et vices suas. Aqua ibi sit. Ligamenta brachiorum poenes se habeant, cultellos iam habeant depositos ad lectos suos; quando mutaverint indumenta pedum, Versum sibi imponant: Deus in adiutorium III. Gloria, Kirieleison III, Paternoster, Adiutorium nostrum, Benedicite. Tunc prout sunt, sibi

zeitiger, und wenn nach dem Mahl des Priors Hand auf den Tisch klopft, sollen sich alle versammeln, auch die Dienenden, ehe sie gegessen haben. Ist auch das Benedicite gesprochen, frage der Prior jeden einzeln, wer den Aderlaß nötig habe. Weiß er's, so bestimme er ihnen die Geschirre, die vom Krankenwärter gerüstet sein sollen. Doch sorge er, daß je ein Presbyter, Diakon, Subdiakon, ein Kellermeister, ein wöchentlicher Küchen- oder Speisemeister, Tischvorleser und Aufwärter, ein Küster zur Verfügung bleiben bis zum vierten Tage, damit man weder des geistlichen noch des leiblichen Dienstes ermangle. Dann gehe man auf gegebenes Zeichen gemeinsam ins Refektorium, den Trank einzunehmen. Beim Weggang von dort ziehe man die Tagschuhe aus und die Nachtpantoffeln an; dann versammle man sich im hiefür bestimmten Haus, wo man ein großes und hell brennendes Feuer, vom vorgenannten Wärter angezündet, vorfinden soll. Kann das Haus nicht alle fassen, sollen sie es in Gruppen und abwechselnd besorgen. Es sei Wasser da. Armverbände sollen sie bei sich, Messerchen schon auf ihren Betten bereitgelegt haben; nach Wechsel

invicem ex caritate serviant et perficiant ibi hoc, quod sero et mane regularibus additum est horis, scilicet vesperas de omnibus sanctis, pro defunctis etiam cum sequenti vigilia, nec non et deus auribus nostris. Nullus loquatur ibi praeter priorum et decanum sine licentia. Nullus pro arbitrio suo, quasi tarde faciens, nimium dimittat sanguinem, ne corde palpitet, et in opere dei sit segnior, nec possit cum aliis consuetudinem servare. Iterum per turmas suas redeuntes in refectorium, offeratur eis a cellerario panis tantummodo et vinum, vel potius aqua, que tunc cum suppis, ut fertur a medicis, salubris est. Cum autem signum sonaverit vespere, eant in oratorium et dum complentur IIII psalmi primi ipsius hore sedeant sibi. Et dum sederint, si expedierit, induant capita pilleis. Cum surrexerint, auferant. Nunquam in choro stando habeant, nec ante altaria transeundo, nec prioribus obviando vel sibi invicem, sed honore sibi invicem praeveniant cum inclinatione. Similiter habeant et sedeant tempore XII psalmorum nocturnorum, V matutinorum, IIIum diurnarum horarum. Hoc tamen observabitur a fortioribus. Qui vero invalidierunt, a priore sollicite

der Fußbekleidung sollen sie die Gebete verrichten: Deus in adiutorium dreimal, das Gloria, das Kyrie eleison dreimal, das Paternoster, Adiutorium nostrum und Benedicite. Sind sie dann soweit, so sollen sie sich gegenseitig in Liebe dienen, und daselbst das erfüllen, was spät und früh für die bestimmten Stunden vorgeschrieben, nämlich die Vesper aller Heiligen, auch die für die Abgeschiedenen mit der folgenden Vigilie und auch das deus auribus nostris. Außer Prior und Dekan spreche da keiner ohne Erlaubnis. Keiner lasse nach eigenem Gutdünken zuviel Blut, etwa sich säumend, damit er nicht wegen Herzklopfen im Gottesdienst lässiger sei, sondern mit den Andern die Regel beobachten könne. Den mit ihren Gruppen in's Refektorium Zurückkehrenden werde dann vom Kellermeister nur Brot und Wein gereicht, oder besser Wasser, das dann mit Suppen zuträglich ist, wie die Ärzte sagen. Nach dem Vesperläuten gehen sie ins Oratorium und beim Singen der ersten vier Psalmen dieser Hore sollen sie sitzen und beim Sitzen, wenn es förderlich, sich mit den Kappen bedecken. Beim Aufstehen neh-

sunt considerandi, non solum de suo sedere, sed etiam de reficere et iacere. Nam ad horas suaviter debent cantare. Post vesperas autem vadant in refectorium et dentur unicuique IIIa ova tenera cum pane et vino, dicto ante versu et benedictione. Quod si plus eis datum fuerit, gratia est, non debitum. Post completorium mox eant in dormitorium. Infirmorum minister, sive decanus vel circatores vigilanter prevideant, ne incaute soporati exsanguinentur. Ad nocturnos sedeant, sicut supra diximus, vel matutinos seu in reliquis diurnis horis. Si autem cantatur vigilia mortuorum per noctem eant in lectulis suis et dormiant, quam diu quoque matutini impleantur defunctorum vel de omnibus sanctis, sive deus auribus nostris, seu totum intervallum; ad matutinos adsint et post primam orationi et psalmodie insistant. Nullus legat. Post tertiam et capitulum cimbalo percusso, generaliter adeant refectorium et teneant omnem refectionis ordinem, in signo et versu primo et ultimo et miserere mei deus eundo in ecclesiam; lector, qui ad servitores debet legere, eis legat. A cellerario diligenter eis amministretur et non superflue.

men sie diese ab. Nie dürfen sie im Chor stehend bedeckt sein, noch beim Vorbeigehen vor den Altären, noch dem Prior oder ihresgleichen begegnend, sondern sie sollen sich gegenseitig mit Verbeugung Ehre erweisen. Ebenso halten sie es und sitzen bei den zwölf Psalmen der Nokturn, fünf der Matutin und der drei Tageshoren. Doch beobachten dies nur die Kräftigeren. Die Schwachen aber beobachte der Prior sorgfältigst beim Sitzen wie beim Speisen und Liegen, wie sie denn zu den Horen nur leise singen sollen. Nach der Vesper aber gehe man ins Refektorium, wo jeder drei weiche Eier mit Brot und Wein erhält, nach vorherigem Gebet und Segensspruch. Wird ihnen mehr gereicht, geschieht es nach freiem Ermessen, nicht nach Vorschrift. Nach dem Kompletorium sollen sie bald in den Schlafsaal gehen. Der Krankenwärter, der Dekan oder die Aufseher geben fleißig acht, daß niemand in sorglosem Schlaf verblute. Zu den Nacht-, den Morgenpsalmen oder den andern Tageshoren sitzen sie, wie oben gesagt. Wird aber nachts die Totenvigilie gesungen, gehen sie zu Bett und schlafen, auch während die Toten- oder Aller-

Dum ceteri post nonam cenant, ipsi non vacent fabulis aut somno sed orationibus et psalmodiis. Quotiens eorum quis bibere voluerit, licentiam a priori petat. Ad servitores iterum manducent. Nocte sequenti faciant, ut praedictum est, et in sequenti die. Tertia nocte iam stando canant regulares psalmos. Et in die sequenti, qui iam IIIItus est, non tertius, ut quidam dicunt, abstineant usque in illam horam, qua panem et vinum solent accipere ministeriales, et nihil aliud tunc habeant, nisi hoc ipsum et caseum, post nonam mox cum aliis cenaturi. Hic remissio eorum accipiat finem. Hic igitur ordo teneatur ab idibus Septembris usque XLmam, in qua nullus minuat sanguinem, nisi inde gravissima monacho nascenda sit aegritudo. Si vero in praedicto tempore per incuriam obviaverit festivitas XII lectionum, in IIa aut IIIa die hore anticipentur; sed usque post missas sustineant, cum ministeriales accepturi tantummodo panem et vinum vel caseum, quoniam post VIam statim reficiendi sunt, cum primis a cellerario pie cybaturi. Similiter post vesperam. A PASCHA usque idus Septembris omnem ordinem praefatum teneant, sed non

heiligenfrühmette gehalten wird, oder das deus auribus nostris, oder während der ganzen Zwischenzeit; zur Matutin seien sie da und verharren nach der Prim in Gebet und Psalmodieren. Keiner lese. Wenn nach der Terz und dem Kapitulum geläutet worden, gehen sie insgemein ins Refektorium und erfüllen die ganze Speiseordnung, indem sie auf das Zeichen, zum Eingangs- und Schlußbeten, zum miserere mei deus zur Kirche gehen; der Lektor, der bei den Dienenden vorlesen muß, lese ihnen. Vom Kellermeister werde ihnen aufmerksam, aber nicht im Überfluß aufgewartet. Während die andern nach der None speisen, sollen sie die Mußezeit nicht mit Geschwätz oder Schlaf, sondern mit Gebet und Psalmensingen verbringen. So oft einer von ihnen zu trinken wünscht, bitte er den Prior um Erlaubnis. Sie speisen wieder bei den Dienstleuten. In der nächsten Nacht und Tags darauf tun sie wie oben gesagt. In der dritten Nacht sollen sie die Psalmen der Regel schon stehend singen. Auch am nächsten Tag, der schon der vierte ist, nicht der dritte, wie einige sagen, bleiben sie nüchtern bis zu der Stunde, da die Dienstleute ge-

comedent quicquam usque post missam publicam et tunc solummodo panem et vinum vel caseum, quia mox post VIam sunt refecturi. Quotiens ergo ad VItam sunt refecturi, sustineant usque post tertiam et missas. Quod si ipso tempore IIIIa et VIa feria, quibus regulariter ieiunandum est, eis supervenerit, ac post tertiam et capitulum comedant et sero cum ministris hiemali ordine, quo supra. Denique ministeriales et infirmi, qui non potuerint adtendere kalendas, et prior hoc perpendit, quod ita est, ordine, quo supra, faciant omnia; sed quando sine aliis aliquid sumpturi sunt, ad tabulam prioris sedeant. Cymbalum non sonabitur, versum primum et ultimum in refectorio dicent et psalmum. Lectionem si possunt habere habeant, si non, unus illorum memoriter dicat. Serviatur eis sicut priori, propter locum quo sedent, cum duplis scutulis quicquid cum liquore datum fuerit offeratur. Qui pro gravissima necessitate in XLma voluerit facere, sabbato post mensam hoc agat. Nocte et in crastino consuetudinem teneat, sed ova et caseum non edat. Die lunis una vice reficiat, sed ad nonam. Postea cum ceteris ieiunia persolvat.

wöhnlich Brot und Wein erhalten, und sie sollen dann nichts anderes haben als dies nebst Käse, da sie bald nach der None mit den Andern speisen sollen. Damit sei ihre Schonzeit zu Ende. Diese Ordnung nun halte man vom 13. September bis zur Fastenzeit, in welcher niemand zu Ader lasse, außer wenn ein Mönch hievon schwer krank würde. Sollte aber durch Unachtsamkeit ein Fest mit zwölf Lektionen in obengenannte Zeit fallen, halte man am zweiten oder dritten Tag die Horen voraus; aber bis nach den Messen bleibe man nüchtern und nehme mit den Dienstleuten nur Brot und Wein oder Käse, da man gleich nach der Sexte speisen und dabei vom Kellermeister zuerst aufmerksam bedient werden soll. Ebenso nach der Vesper. Von Ostern bis 13. September halte man die ganze vorerwähnte Ordnung, esse aber nichts bis nach der öffentlichen Messe und auch dann nur Brot und Wein oder Käse, da man bald nach der Sext speist. So oft also um die Sext gespeist wird, bleibe man nüchtern bis nach der Terz und den Messen. Fällt in diese Zeit der vierte und sechste Wochentag, die nach der Regel Fasttage sind, so soll man auch

nach der Terz und dem Kapitulum essen und abends mit den Dienstleuten nach obiger Winterordnung. Die Dienenden endlich und die Kranken, die den Monatsanfang nicht innehalten können, worüber der Prior zu urteilen hat, die sollen alles nach obiger Ordnung verrichten; aber wann sie etwas ohne die andern genießen, sollen sie an des Priors Tisch sitzen. Geläutet wird dazu nicht, das erste und das Schlußgebet und den Psalm sagen sie im Refektorium. Können sie Lektion halten, so tun sie es, sonst spreche einer aus dem Gedächtnis. Man warte ihnen auf wie dem Prior, wegen des Ortes, wo sie sitzen, alles, was mit Brühe gereicht wird, in doppelten Schüsseln. Wer aus dringender Notwendigkeit in der Fastenzeit zur Ader lassen will, tue es Samstags nach Tisch. In der Nacht und Tags darauf halte er die Regel, esse aber weder Käse noch Eier. Am Montag speise er nur einmal, aber zur None. Danach halte er die Fasten mit den andern.

Da hätten wir in allen Einzelheiten die Vorschriften und das Klosterzeremoniell vor uns, welches mit einer uralten, sanitären Handlung verbunden war, von der ein mit diesem Gegenstand sich speziell befassender Autor sagt[1]), daß man sie

[1]) Bauer, Geschichte des Aderlasses 1870.

jedenfalls schon zu einer Zeit voraussetzen dürfe, „wo die Medizin nichts war als einige rohempirische Sätze mit dem tollsten Aberglauben gepaart". Wie gesagt, gingen da Massenabzapfungen vor sich, und zwar auch hier in einem besonderen Hause; konnte dieses nicht alle fassen, so mußten sie gruppenweise antreten. Die Indikation zum Aderlaß stellt der einzelne Mönch an sich selbst, indem er auf die vom Prior an jeden gerichtete Frage, ob er es nötig habe, je nach Befund antwortete. Die Zeit der Venäsektion war fixiert auf den ersten des Monats. Eine Ausnahme wurde mit den Kranken gemacht, die den Monatsanfang nicht innehalten konnten. Ferner ist festgelegt: „Wer aus dringender Notwendigkeit in der Fastenzeit zu Ader lassen will, tue es Samstags nach Tisch." Die ausführliche Schilderung des ganzen mit dem blutigen Akt in Zusammenhang gebrachten Brimboriums, die umständliche Vorbereitung, die besondere Diät vor- und nachher, das Beten und Psalmodieren mit Gloria, Miserere und Kyrie eleison ist kulturhistorisch interessant genug, um im Texte gelesen zu werden[1]). Herausgehoben sei noch, daß es von den zur Blutentnahme sich Stellenden heißt „Armverbände sollen sie bei sich, Messerchen schon auf ihren Betten bereitgelegt haben". Geschirre sind vom Krankenwärter gerüstet. Und nun sehn wir im Scheine eines hellbrennenden Feuers — welch farbenprächtiges Motiv zu einem Gemälde — die Operation bei feierlichem Stillschweigen vor sich gehn. Der Prior führt die Aufsicht und wacht darüber, daß nicht zuviel Blut gelassen wird, insbesondere behält er die Schwachen im Auge. Nachher in den Schlafsälen haben der Krankenwärter, der Dekan oder die Aufseher fleißig achtzugeben, „daß niemand in sorglosem Schlaf verblute".

Was da von St. Gallen und Einsiedeln enthüllt ist, paßt ganz in den Rahmen unseres Wissens über die „Hämatomanie" dieser Mönchszeit überhaupt. Die Literatur berichtet allerlei davon. Es ist überliefert[2]), daß man in Klöstern des 10. Jahr-

[1]) Ein kurzes Aderlaßreglement von Cluny findet sich auch bei Dubreuil l. c. S. 214.

[2]) Steinhausen, Geschichte der deutschen Kultur 1904 S. 186.

hunderts, diesen Stätten der Askese, sich des Aderlasses als Bußübung bediente und zu dem Zwecke, dadurch ein bleiches, überirdisches Aussehn zu bekommen. Wir wissen, daß der schon genannte berühmte Presbyter Beda eine Abhandlung „de minutione sanguinis“ geschrieben hat, in welcher ein Verzeichnis der für den Aderlaß geeigneten Venen und Jahreszeiten gegeben ist[1]). Wir erfahren von Sprengel[2]), daß der uns ebenfalls schon bekannte Erzbischof Theodor von Canterbury den Mönchen verboten habe, „bey zunehmendem Mond zur Ader zu lassen“. Weiter sagt uns Bauer in seiner Geschichte des Aderlasses[3]), daß Blutentziehungen „in die Ordensregel“ aufgenommen waren und daß der Kartäuser-General Guigues befohlen habe, „im Jahre fünf Mal Blut auszuleeren“. Unter solchen Umständen habe die Gewohnheit des Aderlassens auch unter den Laien ungeheuer überhandgenommen, „da das Volk das aufmunternde Beispiel in ihren geistlichen Vorständen sah, die noch überdies ihre Ärzte waren, und es auch in Krankheiten an Blutverschwendung in Ermanglung von Besserem nicht fehlen ließen.“ Ludwig der Heilige suchte dem herrschenden Vampyrismus Grenzen zu setzen, indem er den Mönchen von Pontoise vorschrieb, nur sechsmal im Jahre sich zu Ader zu lassen, „nämlich an ihrem Geburtstage, zu Anfang der Fastenzeit, an Ostern, am Feste des heil. Petrus und am 1. November“.

Man kann sich denken, daß bei solcher Unzahl von Venäsektionen unter allen möglichen nicht immer sauberen Verhältnissen unglückliche Zufälle verschiedenster Art sich ereigneten und Infektionen durch schmutzige Lanzetten nicht ausblieben. Eine diesbezügliche Kasuistik von Klosterärzten ist nicht auf uns gekommen, wohl aber sickert da und dort

---

[1]) Haeser I S. 632.

[2]) Sprengel Bd. 2 S. 477.

[3]) l. c. Bauer, zitiert Metzler, Geschichte der Aderlässe, und Schneider, Die Hämatomanie des 9. Jahrhunderts. — Die beliebteste Aderlaßschrift in der Karolinger-Zeit war jedenfalls die Ps.-Hippocratische Epistula de flebotomia, die nach Sigerist auch in St. Galler und Reichenauer Handschriften vorkommt.

etwas in andern Pergamenten durch, so erzählt z. B. unser Walafrid Strabo in seinen „Miraculis B. Galli Confessoris[1])" von einem Patienten, den ein in „medicinali scientia" schlecht instruierter Ordensbruder flebotomiert hatte und bei dem nicht nur der ganze Arm, sondern das ganze corpus anschwoll.

Daß diese Aderlasserei nicht selten üble Folgen hatte, geht auch aus vielzitierten[2]) Bestimmungen der westgotischen Gesetze Theodorichs hervor. Es heißt da unter anderem: „Wenn ein Arzt einem Edelmann durch einen Aderlaß Schaden zugefügt hat, so soll jener 100 Solidos entrichten; stirbt aber der Edelmann nach der Operation, so soll der Arzt den Verwandten ausgeliefert werden, die nun mit ihm machen können, was sie wollen"; und an anderer Stelle: „Kein Arzt soll einem edlen Weibe oder Mädchen die Ader schlagen, ohne daß einer ihrer Verwandten oder Dienstleute dabey zugegen wäre".

Wir haben noch nachzutragen, daß im Aderlaßhaus zu St. Gallen laut gegebener Überschrift im Bauriß („fleotomatis hic gustandum vel potionariis") nicht nur Venäsektionen gemacht wurden, sondern daß hier auch Tränke verabfolgt werden sollten. F. Keller schließt aus der etwas großen Zahl der nebenan liegenden Aborte, daß da Abführmittel gegeben wurden, also neben der Aderlaßkur eine Purgierkur veranstaltet wurde. Ob das so sich verhielt, lassen wir dahingestellt[3]). Übrigens steht auch in den vorn gegebenen Einsiedlerregeln, daß vor dem Aderlaß ein Trank („potio") verabfolgt wurde.

Im Krankenhausplan des Klosters St. Gallen war auch eine Badeeinrichtung („balnearum domus") vorgesehen, und F. Keller begleitet die Beschreibung ihrer Einrichtung mit den Worten: „Bäder waren früher, wie bekannt, eines der gewöhnlichsten Heilmittel. Die alte Benediktinerregel drückt sich über den Gebrauch derselben im Capitel de infirmis fratribus so aus: „Balnearum usus infirmis quotiens expedit

---

[1]) Goldast, Rerum alamannicarum scriptores. S. 173.

[2]) Sprengel l. c. S. 482. Haeser I S. 613; auch bei Bauer l. c.

[3]) Die Annahme der Purgierkur kann wohl zutreffen, denn neben dem Aderlaß stand regelmäßiges Abführen von alters her im Ansehn: „potio" könnte aber auch auf einen andern „blutreinigenden" Trank passen. S. Heyne III l. c. S. 114.

offeratur, senibus autem et maxime juvenibus tardius concedatur."

Ekkehart IV. erzählt in seinen Casus[1]) eine ergötzliche Episode aus dieser Klosterbadetherapie: Es wurde da ein lahmer Simulant aus Welschland auf einem Karren zum Kloster gefahren und ins Bad gebracht. Da aber dem Manne das Wasser zu warm vorkam, sagte er „cald, cald est". Der Badediener verstand, es sei „kalt" und goß aus dem vor Hitze wallenden Kessel geschöpftes Wasser in das Bad hinein. Da rief jener mit schauerlichem Geschrei: „Ei mi, cald est, cald est!" Darauf goß der Bademeister noch heißeres Wasser nach, worauf der Lahme behende aus dem Badegefäß hüpfte.

Ein Badehaus besaß früh schon auch das Kloster Reichenau, damit, wie der naive Chronist Oheim sagt[2]): „die Krancken brüder dester gewisser und zum dickern mal des bades möchtend bruchen und erfröwt werden, och dester fürderlicher für in gott bättend." Und an späterer Stelle[3]) ist bemerkt, „Uff die kranken brüder soll mit „besonderlichem großem fliß achtgegeben werden; wäschen und baden, uff da sy dester fürderlicher zu gesunthait komen."

In Einsiedeln kommt eine Badstube erst anfangs des 14. Jahrhunderts vor. Von Abt Johannes II. heißt es, daß er von schwacher Gesundheit gewesen sei, und zweimal 1330 und 1332 die warmen Bäder von Baden im Aargau habe aufsuchen müssen[4]).

Innerliche und äußerliche Arzneibehandlung, Aderlaß und Bäder sind uns bis jetzt als Mittel der klösterlichen Therapie bekannt geworden. Vom Schröpfen fand ich nichts erwähnt. Ohne Zweifel wurde auch versucht, durch diätetische Maßnahmen auf den gesunden und kranken Körper einzuwirken; Andeutungen in den Quellen lassen darauf schließen. Aus der

---

[1]) Ekkeharts IV. Casus Sancti Galli, übersetzt von G. Meyer von Knonau, S. 134. Lateinische Ausgabe desselben Autors in St. Gallische Geschichtsquellen III. Mitt. zur vaterländischen Geschichte. Neue Folge, 5. u. 6. Heft.

[2]) l. c. S. 69.

[3]) Ebenda S. 96.

[4]) Ringholz l. c. S. 211.

poetischen Schilderung, welche Ekkehart IV. in seinen „Benedictiones ad mensas[1]) vom Menu der St. Galler Klosterbrüder gibt, erfahren wir allerlei ärztliche Speisevorschriften und diesbezügliche sanitarisch-hygienische Ratschläge: die Schwämme genoß man mit der Vorsicht, dieselben vorher siebenmal mit Wasser abzukochen, offenbar um giftige Wirkung zu verhindern. Vom Käse glaubte man sich Nierensteine („capillos") zuzuziehen, wenn man denselben nicht mit Wein, Honig und Pfeffer, oder wenigstens mit Honig genieße. Ziegenmilch empfahlen die Ärzte als gesund („lac mage caprinum medici perhibent fore sanum"), Erbsen und Birnen[2]) dagegen seien der Blase, Nüsse dem Magen, Knoblauch den Nieren schädlich; den hirs hielten sie bei Fieberhaften für giftig („milium febricantibus venenum") usw.

Als Analeptikum war der Wein geschätzt. Ekkehart spricht davon in den Casus[3]): „vinum autem ... calicemque nostrum ad refocilandum potius, quam ad potendum sufficere."

Bitterbös stand es wohl bei diesen Klosterdoktoren mit der Chirurgie, obschon es an Gelegenheit zu diesbezüglicher Betätigung nicht fehlte. Es ging ja nicht immer so friedlich her und zu um die Klostermauern herum. Die frommen Diener des Herrn mußten gelegentlich, wie Ekkehart in seinen casus erzählt, gegen die anstürmenden Sarazenen oder Ungarn

---

[1]) Der Liber Benedictionum Ekkeharts IV., herausgegeben von Joh. Egli, S. 281. Die Tischbenediktionen des Ekkehart sind nach dem Herausgeber ein poetischer Versuch des jugendlichen Dichters, „die damals in Alemannien bekannten und geschätzten Nahrungs- und Genußmittel" aufzuführen. Es sind Tischgebete und Segenssprüche über die verschiedensten Speisen und Getränke; sie gewähren Einblick in Küche und Haushalt jener Zeit und belehren neben vielem andern auch „über die populär-medizinischen Ansichten", über Volks- und Aberglauben jener Tage.

[2]) Die gesundheitlichen Wirkungen der verschiedenen Früchte wurden nach Egli schon früh festgestellt und „nach der Galenischen, von der Salernitanischen Schule gepflegten Elementarlehre rubriziert". Das Kloster St. Gallen zog von Baumfrüchten in seinen Gärten nach Angaben des uns bekannten Baurisses von 830 Äpfel, Birnen, Feigen, Quitten, Kastanien, Pfirsiche, Pflaumen. Die übrigen wurden aus Italien eingeführt.

[3]) Auch bei Heyne l. c. II S. 196.

sich wehren oder später mit irgendeinem streitbaren Bischof ins Feld ziehn. Da mußten die Klosterärzte gewiß auch mit Wundenbehandlung, Blutstillung, Pfeilextraktion und dergleichen sich befassen. Weitere operative Leistungen sind wohl ausgeschlossen, und die zivile Frakturenbehandlung stand, wie das Folgende zeigt, auf schwachen Füßen. v. Arx, der nicht medizinische Geschichtsschreiber, sagt ironisch in dem kurzen Lebensabriß, den er vom berühmten Notker gibt[1]), „daß seine Einsichten in der Heilkunde nicht groß müssen gewesen sein, da selbst in St. Gallen unerachtet seiner Behandlung der Abt Burkard an zwey Krücken gieng, und der Dekan Ekkehart I hinkte".

Von diesen chirurgischen Casibus und deren nicht erfolgreichen Heilresultaten berichtet ausführlicher Ekkehart[2]): Die Herzogin Hadwig auf Twiel hatte erfahren, daß der Abt Purchard „an köstlichen Rossen sich in außerordentlichem Maße ergötze" und schickte ihm zum Geschenk „einen sehr zierlichen und munteren Zelter". Der Abt befahl in liebevoller Gesinnung gegen die hohe Gebieterin, daß ihm das sich freudig gebärdende Roß gesattelt werde und bestieg es. „Aber, indem das Roß sich bäumend in die Höhe hob, stieß es den zarten Mann, welcher dabei aber doch von eingebornem Feuer und von Munterkeit erfüllt war, an die Pfosten der Türflügel des Hofes und verrenkte ihm den Oberschenkel, indem es ihm denselben aus der Pfanne der Hüfte aushob („et femur ei disjungens vertibulo coxae evulsit"). Obschon er nach Vermögen durch Notker von diesem Schaden (plaga) geheilt wurde, vermochte er dennoch später nicht ohne zweifache Krücken einherzugehen."

Trug Purchard eine offenbar nicht reponierte Hüftgelenksluxation davon, so laborierte der Dekan Ekkehart I. an fractura male sanata[3]): „Es geschah aber, daß er eines Tages, als er hinausgehen wollte, indem das Pferd vor dem Thore auf dem Eise stürzte, das Schienbein und den Fuß brach und, da diese nicht recht wieder zusammengefügt wurden, hernach hinkend blieb."

[1]) l. c. S. 275.

[2]) Ekkehart IV. Casus. S. 149. Übersetzung l. c.

[3]) Ebenda S. 125.

Scheiterte die primitive Kunst unseres berühmten Notkers bei diesen Fällen, so wurde bei andern Frakturen mit Hilfe überirdischer Kraft ein besseres Resultat erzielt. Es glänzte, wie Ekkehart an anderm Orte sagt, die „Leuchte des heiligen Gallus zuweilen fürwahr durch Wundertaten“:

Fiel da einer wieder vom Pferd „und brach elend, am Antlitz zerschlagen, das Bein“. Er wurde dem neuen Abt Perinhard zur Pflege übergeben. Es vermochte aber der Bruch „durch keine Mittel zur Verbindung gebracht, durch keine Verbände (nullis ligamentis) vereinigt zu werden“. Mitten in der Nacht ward Notker gerufen „und während derselbe herbeikommend das Bein befühlte, merkte der Gebrochene sogleich, daß dasselbe zusammenglühe (conbullire[1])“.

Also Knochenbruchbandagen führten nicht zur Konsolidation, Notkers wunderkräftige Hand aber glühte die Bruchenden zusammen! Damit wären wir da angelangt, wo das Hyperphysische an Stelle des unzulänglichen Physischen trat. Wir sind in die Zeit versetzt, wo Wunderwesen und Wundersucht die Gemüter erfüllten und die Sinne fesselnder Kultus sich an Stelle der Religion drängte, wo die göttliche Kraft auch hinsichtlich der Krankenheilung spezialisiert wurde, wo Cosmas und Damian[2]) zu Fachheiligen in der Medizin kreiert werden. Den vom „ignis sacer“ Befallenen kommt, wie wir später vernehmen werden, der heil. Antonius zu Hilfe. Nicht nur Priestern wurde wundertätige Heilkraft zugeschrieben, auch Fürsten nahmen solche für sich in Anspruch. Seit dem 11. Jahrhundert, lesen wir bei Sprengel[3]), gelangten die Könige von England und Frankreich zu der Wundergabe, Kröpfe und „Skrofeln“ durch Berührung zu heilen. Diese sonderbare Fähigkeit scheint nun auch in den kropfreichen Schweizergauen auf die Grafen von Habsburg übertragen worden zu sein. Es berichtet davon im Jahr

[1]) Ekk. Casus. Lat. Text. St. Gallische Geschichtsq. III S. 142.

[2]) Ein ärztliches Zwillingspaar, das unter Diokletian den Märtyrertod erlitt. Haeser I. S. 764.

[3]) Sprengel l. c. II. T. S. 513.

1679 im Collegium Insulanum zu Zürich der Arzt Dr. Wagner in einem Vortrage „de fontibus strumosis[1]).“

Mit Wunderkuren zelebrierten auch unsere St. Galler Mönchsärzte da, wo ihr kümmerliches Können und Wissen nicht ausreichte. So reihen sie ein in die Linie derjenigen, von denen Sprengel sagt: „Wer die Wunderkuren alle, die im Mittelalter an den Gräbern der Märtyrer und durch Hilfe ihrer Reliquien von den Mönchen verrichtet wurden, aufzählen wollte, der würde ein weitläufiges, aber gewiß unnützes Werk unternehmen.“ Eine Anzahl solcher Kuren führt er als Beispiele „des gröbsten Aberglaubens und der fanatischen Frömmeley jener finsteren Jahrhunderte“ auf und sagt dazu: „man findet, daß die Mönche sich derselben Mittel zur Hebung der Krankheiten und derselben Ausflüchte bedienten, wenn ihre Kur fehl schlug, als die Priester des Äskulap. Waren die Kranken gläubige Seelen, so war ihr Übel eine Wohltat Gottes, die zur Prüfung ihrer Geduld abzweckte. Waren es verstockte Sünder, so war die Krankheit eine Strafe ihrer Vergehungen und eine Stimme zur Buße“. Wie zur Ägypterzeit, wie bei den Babyloniern und zur Zeit der griechischen Tempelmedizin — die „Bedeutungsgleichheit“ drängt sich auf und das „Gesetz der Wiederkehr“ offenbart sich — so erhöhte auch jetzt wieder die Verflechtung von Priestertum und Heilkunde die Macht und das Ansehn, den Nimbus des ersteren. Indem die Mönchsärzte überirdische Kräfte für sich in Anspruch nahmen, erschienen sie als höhere Wesen, welche den Krankheiten als Wirkung von Dämonen zu begegnen wußten. „Die Priester sind Götter,“ sagte ja Innocenz III.

Auf Gräbern der Heiligen und in Klosterkirchen mit wundertätigen Gebeinen suchten frommen Glaubens Sieche

[1]) Meyer-Ahrens, Geschichte d. schw. Medizinalw. l. c. Das Collegium Insulanum. S. 9. Leider gelang es bis jetzt nicht, das Original dieses Vortrages aufzufinden; es wird aber weiter danach geforscht. Siehe auch Brunner und Muralt. Aus den Briefen hervorragender Schweizer Ärzte. S. 232. — Der Glaube an die Heilkraft durch Königshand stammt schon aus der byzantinischen Epoche. Im Tempel der Serapis zu Memphis heilte Kaiser Vespasian Blinde und Lahme durch Berührung. J. Bloch, Byzantinische Medizin in Handbuch Neuburger-Pagel, I S. 503.

aller Art Genesung. Im St. Galler Kloster hielt man an allen Sonntagen und Festen Umgänge. Bei denselben wurden oft die Reliquien mitgetragen, welche Gelegenheit Kranke benützten, um sich vor die Priester hinzuwerfen, damit dieselben mit den heiligen Gebeinen über sie hinschritten, wovon sie Heilung hofften. Es suchten die im Glauben ans Übersinnliche exaltierten Mönchspsychen in unablässigem Gebet und umständlicher Zeremonie auch Heilung für ihre schwer erkrankten Brüder. v. Arx erzählt nach alten Handschriften:[1])

„Wenn ein Klostergeistlicher gefährlich erkrankte, versammelten sich auf das Zeichen einer Glocke alle übrigen bey ihm zum Gebete; während demselben beichtete der Kranke, verzieh allen, und empfing auf den Knien die letzte Ölung. Dieselbe gab ihm zuerst der Beichtvater, und nach ihm ein jeder gegenwärtige Priester an den fünf Sinnen und an dem leidenden Teile. Diese Ölung wurde sieben Tage nacheinander wiederholt, wenn der Kranke so lange lebte, und das Haus mit Weihwasser bespritzt. Nach dem hl. Abendmahle, welches erst nach der letzten Ölung dem Kranken gereicht wurde, begab sich das ganze Konvent in die Kirche, und betete, auf dem Gesichte liegend, für den Kranken die sieben Bußpsalmen und Litaneien ab. Immer waren einige bei dem Kranken, um mit ihm die Tagzeiten zu beten und ihm vorzulesen. In der letzten Stunde versammelten sich wieder alle um den Sterbenden, gaben ihm die letzte Wegzehrung, und beteten auf den zwei Seiten des Bettes in Chöre geteilt wechselweise über denselben gegen einander, bis er starb."

Durch Wunderkuren hat vor Notker noch ein anderer St. Galler Arzt sich berühmt gemacht; es ist Iso, ein grundgelehrter Mann aus dem Thurgau († 871). Der vermochte besonders durch wundertätig heilsame Salben zu wirken und behandelte Aussätzige, Gelähmte und Blinde.

Ekkehart hat ihn durch Aufzeichnung des folgenden Miraculum verewigt[2]): „Nachdem es zwar längere Zeit von ihm verhehlt worden war, daß er durch die Kraft seiner Heiligkeit Größeres vermocht habe,

[1]) v. Arx l. c. S. 252.

[2]) Casus Übersetzung l. c. S. 49.

kam das endlich, er mochte wollen oder nicht, zu Tage. Denn während er vernommen hatte, daß ein armer kleiner Blinder an der Thüre bettelte, ging er, durch Mitleid für den Kleinen bewogen, während er befahl, eine Salbe herbeizubringen, hinaus, um nachzusehen. Als er diesem mit den Fingern unter Segenserteilung die Augen betastete und mit der Salbe zu bestreichen begann, rief der Knabe laut heraus und sprach: „Ich sehe, Herr, ich sehe." Und indem er während einiger Tage völlig genas, sah er endlich fürwahr ganz klar mit den Augen. Indem Iso jedoch, damit das verheimlicht bliebe, behauptete, es sei durch die Kraft der sehr kostbaren Salbe, die er in der Hand trug, geschehen, hat er nicht etwas Falsches vorgespiegelt."

Das ist alles, was wir von der ärztlichen Kunst dieses Iso wissen. Mehr erfahren wir durch Ekkeharts Chronik von seinen andern trefflichen Qualitäten als Lehrer und Schriftsteller an der Klosterschule. Er wurde auch von St. Gallen nach dem alten Kloster Grandval (im bernischen Bezirk Münster) abkommandiert, um daselbst eine Gelehrtenschule zu errichten[1]).

Wie Iso, so übte auch Notker den ärztlichen Beruf im Nebenamt aus. Ekkehart führt ihn als[2]) „Lehrer (doctor), Maler und Arzt" auf. Als Pädagog war er gefürchtet; wegen der Strenge, mit der er die klösterliche Zucht handhabte, gaben sie ihm den Beinamen „Pfefferkorn" (Piperis-Granum). Er scheint auch die Schlauheit der heutigen Kurpfuscher besessen zu haben und ließ sich nicht leicht düpieren, so auch nicht in seiner Kunst als Harnbeschauer. Als ihm Herzog Heinrich den Urin eines „liederlichen Weibes aus der Kammerdienerschaft anstatt des seinigen zur Besichtigung" schickte, sagte er die nahe Niederkunft dieser Urinspenderin mit den Worten voraus: „Ein Wunder wird jetzt und ein Wahrzeichen Gott vollbringen, was niemals gehört worden ist, daß nämlich ein Mann aus seinem Leibe gebar; denn dieser Herzog wird um den dreißigsten Tag von heute an, einen aus seinem Leibe geborenen Sohn an seine Brüste legen." — Als ganz feiner Diagnostiker erwies er sich, indem er dem Bischof Kaminold aus dem Geruche des

[1]) Meyer-Ahrens führt die Biographie des Iso schon aus. Die Ärzte und das Medizinalwesen der Schweiz im Mittelalter. Virchows Archiv, Bd. 24 S. 466.

[2]) Casus Übersetzung l. c. S. 183; nach dieser Quelle v. Arx, ferner Meyer-Ahrens l. c., auch Sprengel führt Notker an, ebenso Haeser, I S. 832.

Blutes voraussagte, daß bei ihm am dritten Tage die Blatternkrankheit (variolam morbum) ausbrechen werde, was denn auch geschah. Die ausgebrochenen Pusteln („pustulas eruptas"[1]) heilte er so rasch und so gut, daß man von keiner einzigen mehr etwas sah. — Notker soll von Kaiser Otto dem Großen und andern hohen Herren konsultiert worden sein[2]. Als der erstere im Jahre 972 aus Italien zurückkehrte, besuchte er das Kloster St. Gallen und „unterhielt sich da mit Notkern, seinem ehemaligen Hofarzte[3]). Kein Wunder verhinderte, daß der verdiente Mann im Alter („senio caecus") erblindete. Er starb 975. 1000 Jahre vermochten seinen Namen nicht auszulöschen; Ekkeharts Chronik hat ihn konserviert.

Außer diesen berühmten Ärzten Notker und Iso finden wir im St. Galler Nekrologium[4]) noch zwei andere genannt, nämlich Kerolt († 956) und Wolfhari († 956). Während Notker als „doctor[5])" und „medicus" figuriert, sind diese nur als medici betitelt.

Im Früheren schon wurde erwähnt, daß an der Stiftsschule von Beromünster im 13. Jahrhundert der Magister Wernherus, „visicus", wirkte. Der war wie Notker auch zugleich Scholasticus, d. h. Schulmeister; mehr sagen die Urkunden nicht von ihm. Offenbar traf diese Kombination von Arzt und Pädagog öfters zu an diesen

---

[1]) So heißt es im lateinischen Text. Meyer v. Knonau l. c. übersetzt pustula mit „Beule", was unrichtig ist. Ohne Zweifel handelte es sich um Pocken. — „Aus dem Geruche des Blutes", das will wohl heißen, aus dem beim Aderlaß gewonnenen Blute, welches von den medicis zur Beurteilung des Krankheitszustandes benutzt wurde.

[2]) v. Arx l. c. S. 275. Mezler, De viribus illustribus monasterii St. Galli in Pez, thesaurus anecdotorum. S. 578. Er nennt Notker „a medendi arte physicus seu medicus". Im Nekrologium heißt er „Doctor et medicus".

[3]) v. Arx l. c. S. 233. Nach Casus (lat. Ausgabe S. 406) war er „pro remediis in aula regia".

[4]) Mitteilungen zur vaterländischen Geschichte. Neue Folge. H. 1 S. 105.

[5]) Der Ursprung des Doktortitels führt nach Haeser (I S. 828) in sehr frühe Zeit zurück. Schon in der römischen Kaiserzeit hießen die Lehrer der artes liberales „doctores". Als akademische Würde wurde der Doktorgrad zuerst in Salerno, bald auch an den übrigen Universitäten denjenigen verliehen, welche sich fähig zeigten, als Lehrer aufzutreten. — Siehe später Titel der Heilbeflissenen.

Kloster- und Stiftsschulen[1]) und die Vereinigung von Priester und Arzt dauert, wie wir später hören werden, noch bis ins 15. Jahrhundert hinein. Wir finden den Typus in den verschiedensten Klöstern, Stiften und Orden, so beispielsweise — andere werden später genannt — laut Urkunde von zirka 1250 im Zürcher Barfüßerorden in der Person des „magister Petrus medicus"; im Anniversar der Propstei erwähnt als „† Petrus medicus sacerdos, huius ecclesie socius[2])".

Nicht fehl gehen wir mit der Annahme, daß die Kloster- und Stiftsärzte nicht nur den Klosterinsassen beistanden, sondern daß sie auch den Kranken der Umgebung in Stadt und Land zu Hilfe kamen und Sprechstunden erteilten. Daß aus der St. Galler Klosterapotheke Medikamente nach auswärts abgegeben wurden, können wir aus Briefen entnehmen, welche im St. Galler Formelbuch[3]) aufbewahrt sind. In einer Epistola Salomons II an den Bischof von Brixen heißt es, er werde Sorge tragen, daß „ihm zuträgliche Heilmittel" zugeschickt werden[4]), und aus einem andern Briefe[5]) ist zu entnehmen, daß auch Herrscher jener Zeit von den berühmten Klosterarzneien Gebrauch machten. Weiter vernehmen wir von einer an das Kloster gerichteten Bitte[6]) um Entsendung eines Arztes. Ähnliches aus der Reichenau, dem ältesten Zentrum ärztlichen Wissens am

[1]) Auch das ging durch und war nicht nur hier so, sondern auch in andern Ländern. Diese Organisation war eine Schablone. Im berühmten Benediktinerkloster Tegernsee legte der „Scholasticus" einen medizinischen Garten an. Haeser I, S. 832.

[2]) Urkundenbuch der Stadt und Landschaft Zürich. Bd. II S. 265.

[3]) Formulae Merowingici et Karolini aevi in Monumenta Germaniae. Leges sectio V.

[4]) Ebenda Nr. 39 S. 421: „et pigmenta ac medicamenta, quae vobis congrua puto, vestrae dilectioni dirigere curabo."

[5]) Ebenda, Nr. 27, S. 412: „De rege ad regem". — Et ut de vitae vestrae diuturnitate nos sollicitos esse noveritis, dirigimus vobis armata et unguenta et pigmenta medicabilia etc."

[6]) Ebenda Nr. 59, S. 452: „medicum unum praestare, nostros egrotos ac infirmos medicinali arte curare."

Bodensee, berichtet Baas[1]) nach einer Urkunde aus den Formulae Augienses. So traten Volkstum und Mönchstum auch in dieser Beziehung an den Klosterpforten in Kontakt. Zusammenhänge mit der Umwelt fingen an sich mehr und mehr zu knüpfen.

Wenn wir oben sagten, daß es bei diesen Klosterdoktoren mit der Chirurgie schlimm bestellt war, so sollen dafür nicht etwa nur Notkers schlechtgeheilte Frakturen den Beweis liefern, sondern wir wissen das von der Mönchsmedizin in toto. Von einer operativen Chirurgie kann da, wie gesagt, kaum die Rede sein, denn diese wurde verboten. Die Kirche fing nachgerade an, es mit scheelem Auge anzusehn, daß die Mönche überhaupt mit Medizin sich beschäftigten, teils wegen der Ablenkung von den geistlichen Obliegenheiten, teils weil sie fürchtete, daß damit eine unerwünschte Aufklärung verbunden sei, außerdem mögen Geringschätzung dieser profanen Tätigkeit und ärgerliche Vorkommnisse daran schuld gewesen sein. Im 12. und 13. Jahrhundert wurde besonders unter Innocenz III. den vornehmen Geistlichen auf mehreren Konzilien (Lateran 1139) bei Strafe des Kirchenbannes die Ausübung der Arzneikunde untersagt und der niedern Geistlichkeit jede chirurgische Operation verboten. Die Bischöfe gaben das weiter, so der von Würzburg 1298: „Nullus clericus, diaconus, subdiaconus aut sacerdos artem chirurgicam exerceat, aut ubi exerceatur, intersit[2]).“ Ohne Zweifel war dies Verbot ein

[1]) Baas, Zur Geschichte der mittelalterlichen Heilkunst im Bodenseegebiet. Arch. f. Kulturgesch. Bd. IV S. 133. — Nach Dubreuil l. c. S. 179 wurden berühmtere Ärzte der fränkischen Klöster oft auswärts berufen. — Obige Zitate aus den St. Galler Formulae hat Baas ebenfalls in der zitierten Arbeit über „Mittelalterliche Gesundheitspflege“.

[2]) Oetter, Bestätigte Wahrheit, daß die Geistlichen in Deutschland seien ehehin die Lehrer der Arzneikunst und auch zugleich die Ärzte gewesen. 1790. Ferner Sprengel l. c. nach primären Quellen. Eingehend schreibt auch Gurlt in seiner Geschichte der Chirurgie, Bd. I S. 673, über das Verhältnis der Geistlichen zur Chirurgie. Auch Haeser I. S. 833 und neuerdings P. Diepgen, Die Theologie und der ärztliche Stand. Studien zur Geschichte der Beziehungen zwischen Theologie und Medizin im Mittelalter Bd. I. Berlin 1922. Rothschild.

schwerer Schlag für die Klerikerpraxis und wurde damit die Laienchirurgie begünstigt. Mit der Befolgung nahm man es aber nicht genau. Wir wissen, daß nachher verschiedene Priester als Wundärzte bedeutend und berühmt wurden und denken da vor allem an Frankreichs hervorragenden Chirurgen und Schriftsteller, den päpstlichen Leibarzt „medicus et capellanus" Guy von Chauliac (geb. um 1300), und an den italienischen Episcopo Theodorico Borgognoni (1205 bis 1298). Wie zäh auch bei uns das Sacerdotium die Medizin festhielt, werden wir im folgenden Abschnitt sehen.

LAIENÄRZTE UND CHIRURGIE
LOSLÖSUNG DER MEDIZIN VON DER KIRCHE
MEDIZIN IM STAATE

Wer trieb nun Chirurgie in dieser Zeit und in unsern Landen? Gab es überhaupt eine solche? Eine primitive Unfall-, Knochenbruch- und Wundenchirurgie gab es zweifellos schon bei den Alemannen. Körperliche Verletzungen kamen bei diesen rauflustigen Horden genug vor, und im Kriege hatten sie von den römischen Feldärzten manches profitieren können. In den berühmten Leges Alamannorum, die bis ins 7. Jahrhundert zurückgehn, befindet sich eine ausführliche Abschätzungsklassifikation körperlicher Verletzungen mit entsprechenden Entschädigungsansätzen, und da ist nun an einer Stelle[1]) auch von Ärzten die Rede, welche die Wunden behandelten und gerichtsärztliches Zeugnis ablegten. Die Medizingeschichte tangiert hier ein interessantes Stück Rechtsgeschichte. Die beiden Disziplinen zeigen sich als Kulturäußerungen in Wechselbeziehung. Der auf Schädelverletzungen mit und ohne Bloßlegung des Gehirns sich beziehende Passus lautet:

Capit. LVIII. De eo qui alium percusserit aut vulneravit.

Si quis alium per iram percusserit, quod alamanni pulislach dicunt, cum uno solido conponat. Si autem sanguinem fuderit sic, ut terram tangat, conponat solido uno & semisse. Si enim percusserit eum, ut testa apareat & radatur, cum tribus solidis con-

Kapitel 58. Über den, der einen Andern schlägt oder verwundet[2]).

Schlägt Einer einen Andern im Zorn, was die Alamannen pulislach (Beulschlag) nennen, sühne er es mit einem Schilling. Fließt aber dabei Blut, sodaß es die Erde benetzt, sühne er mit anderthalb Schillingen. Schlägt er

[1]) Entnommen aus Goldast, Scriptores rerum Alamannicarum Tom II S. 18.
[2]) Übersetzt von Herrn Walter Ulrich.

ponat. Si autem de capite os fractum tulerit de plaga, ita ut super publica via lata XX. & IIII. pedes in scuto sonaverit, illud os cum VI. solid. conponat. Si autem ipsum os medicus perdit, & non potest eum praesentare, tunc duos testes adhibeat, qui hoc vidissent, quod de illa plaga os tulisset, aut ille medicus hoc conprobet quod verum fuisset quod de ipsa plaga os tulisset. Si autem testa transcapulata fuerit, ita ut cervella appareant, ut medicus cum pinna aut cum fanone cervella tetigit, cum XII. solid. conponat. Si autem ex ipsa plaga cervella exierint, sicut solet contingere, ut medicus cum medicamento aut sirico stuppavit & postea sanavit & hoc probatum fuerit quod verum est, cum XL. solid. conponat.

ihn aber so, daß der Schädel bloß liegt und gestreift wird, soll er mit drei Schilling büßen. Schlägt er jedoch dabei einen Knochensplitter vom Kopfe, so groß, daß er auf offener Straße 24 Fuß weit auf einen Schild geworfen klingt, soll er diesen Knochen mit sechs Schilling bezahlen. Verliert aber der Arzt diesen Knochen und kann er ihn nicht vorweisen, dann soll er zwei Zeugen stellen, die gesehen haben, daß er ihm den Knochen abschlug, oder jener Arzt soll es bekräftigen, daß es wahr ist, daß durch jenen Schlag der Knochen abgesplittert wurde. Ist aber der Schädel also eingeschlagen, daß das Gehirn zum Vorschein kommt, sodaß der Arzt es mit der Sonde oder einem Leinwandstreifen (?) berühren konnte, büße er mit zwölf Schillingen. Wenn aber aus dieser Schlagwunde das Gehirn austrat, wie es zu begegnen pflegt, sodaß der Arzt es mit Pflaster oder Charpie (?) zurückdrängte[1]) und hernach heilte und wenn bezeugt worden, daß dies wahr ist, soll er mit vierzig Schilling büßen.

Man nimmt mit Recht allgemein an[2]), daß es im Abendlande früh schon neben der Klerikermedizin noch eine volks-

[1]) Diese fraglichen Ausdrücke finden sich im Glossarium von Du Cange besprochen.
[2]) Siehe die Darstellung bei Haeser I S. 613 u. a.

tümliche Laienmedizin gab, d. h. aus den niederen Schichten des Volkes hervorgehende Laienärzte, welche in Deutschland und Frankreich bei dem Allgemeinwerden des Bartscheerens und der Bäder allmählich zu der Klasse der Barbierer und Bader sich ausbildeten und mit der sogenannten niederen Chirurgie, d. h. mit Aderlassen, Schröpfen, Einrichtung von Knochenbrüchen und Verrenkungen, Verbinden von Wunden, sich befaßten; ein Geschäft, das sie wie ein Handwerk erlernten. In Frankreich[1]) begann die Separation zwischen innerer Medizin und Chirurgie, die Abgabe der letzteren an die „saigneurs" und „barbiers" zu Beginn des XII. Jahrhunderts. Es war eine anfangs ungebildete verachtete Sippe, die lange Zeit mit dem Stempel der Unehrlichkeit gebrandmarkt war. Wahrscheinlich gab es in unserer Gegend neben den Clericis, den Kloster- und Stiftsdoktoren des 10. bis 12. Jahrhunderts, auch schon derartige profane Laienkünstler; das nachher Angeführte spricht dafür. Der Zeitpunkt, wo sie auftreten, ist nicht genau zu bestimmen. Die Quellen in der Zeit der Pergamenturkunden sind in dieser Beziehung sehr spärlich. Was aus der mittelalterlichen Periode bei uns bisher bekanntgeworden ist, reicht nur bis ins 13. Jahrhundert zurück und da geht, wie wir sehen werden, allmählich die Ausübung der Heilkunde zum guten Teil aus geistlichen in Laienhände über.

Wie schon zu Eingang dieses Kapitels gesagt wurde, fanden in der langen Kriegs- und Raufepoche dieser mittelalterlichen Jahrhunderte die Wundärzte ein höchst reiches Material zur Betätigung, und es mag die Empirie der kriegschirurgischen Technik, die Routine der Geschoßextraktion, der Frakturenbehandlung in den Händen geschickter Meister manches nicht Überliefertes gewonnen haben. Daß in allemannischen Gauen nahe unsern Grenzen im 9. Jahrhundert

[1]) Nach Dubreuil (l. c. S. 217) erscheinen in Frankreich am Ende des XII. Jahrhunderts die „barbiers" und „chirurgiens" in den Originalurkunden „la plupart des laiques". Den barbiers und saigneurs überließen die Medici nach und nach alle manuellen Interventionen. Als 1199 König Richard bei der Belagerung von Chalus verwundet wurde, operierten die „chirurgi unter Leitung der medici".

auch schon etwas zivil operative Chirurgie getrieben wurde, darauf deutet ein historisch sicher eruiertes Ereignis: richten wir unsern Blick hinüber ins Grenzgebiet an den Überlinger See. Da erhebt sich am Gestade gegen Konstanz die uralte Ruine Bodmann. In derselben Gegend stand im 8. Jahrhundert schon eine Pfalz, d. h. eine Residenz der fränkischen Könige. Eine Urkunde vom Jahre 905 spricht von einem Palatium Potamicum[1]). Die Geschichte überliefert nun, daß im Jahre 887 Karl der Dicke, als er nach seiner Rückkehr von der Heerfahrt gegen die Normannen schwer erkrankte, in diesem Schlosse sich aufhielt und daselbst einer Operation am Kopfe sich unterzog, um seine unerträglichen Schmerzen los zu werden. Worin diese Operation bestand, ist genauer nicht gesagt, es heißt in den Chroniken nur „capitis incisionem accepit[2])". Wir erfahren auch nicht, wer sie ausführte. Historisch verbürgt dagegen ist, daß dieser unglückliche Herrscher schwer an Epilepsie litt. Er hatte derartige Anfälle, daß „6 Männer ihn nicht zu halten vermochten[3])." Ich halte es für möglich, daß diese „incisio capitis" nicht nur ein Aderlaß war, wie Baas[4]) meint, sondern in einer Trepanation bestand. Es wäre dann anzunehmen, daß zu dieser Operation irgendwoher ein berühmter Chirurg berufen wurde; an kaiserliche Schädel durften zu allen Zeiten nur die besten sich wagen. Vom Erfolg der Operation vernehmen wir soviel, daß der Patient den Eingriff überstand und bald nachher einen Reichstag abhalten konnte. Geheilt wurde er nicht, sondern verfiel, wie es bei schweren Epilepsien ja meist zutrifft, mehr und

---

[1]) Schönhuth, Die Ritterburgen des Höhgaus. Bodmann S. 7.

[2]) Die Quellen, welche hierüber berichten, gehen zurück auf Annales Fuldenses P. V. 887: „postea parum convalescens ad Alamanniam proficiscitur curtem Podomam pro dolore capitis incisionem accepit. Auch Hermannus Contractus hat die Notiz in seinem Chronicon. S. 166. In Anmerkung b) sagt er „in Bodoma palatio ad lacum Bodamicum". Neugart bringt dieselbe Notiz l. c. S. 102. Aus diesen Urquellen schöpfen die Neuen, so Webers Weltgeschichte V S. 569.

[3]) Webers Weltgeschichte V., S. 569 nach Annales Fuldenses. Siehe auch Dümmler, Geschichte des ostfränkischen Reichs, Bd. II S. 287.

[4]) l. c. S. 136.

mehr dem Siechtum. Entthront starb er 888 zu Neidingen an der Donau und wurde in der Klosterkirche zu Reichenau beigesetzt, an welch friedlichem Orte seine Reste, so viel ich weiß, heute noch ruhen. Leider ist eine Krankengeschichte und Operationsbeschreibung dieses schon durch die Persönlichkeit des Patienten interessanten chirurgischen Kasus aus fachmännischer Hand nicht auf uns gekommen, wie ja auch eigene fachwissenschaftliche Aufzeichnungen unserer schweizerischen Klosterphysici und Laienmeister nicht bekannt geworden sind und wohl auch nicht existieren.

Im 11. Jahrhundert hatte der allmähliche Aufstieg des Laientums zur Selbständigkeit begonnen. Die Überlegenheit der Geistlichkeit an Wissen und Können hörte allmählich auf. Die theologisch-metaphysische Geistesepoche ging dem Ende zu. Das im 12. Jahrhundert sich entwickelnde Städtewesen mit seinem zielstrebigen Bürgertum — schon waren die meisten größeren und kleinen Städte der Ost- und Westschweiz vorhanden — fing an, auch bei uns die Kultur zu vertreten. Auch die Klöster suchten jetzt Anschluß an die Städte. Bei wachsender individueller Freiheit emanzipierten sich Wissenschaft und Kunst mehr und mehr von der Kirche. Das Heilgewerbe war freigegeben und begann sich mit Handwerk, Kunst und Technik zu differenzieren und zu spezialisieren. Ärzte weltlichen und geistigen Standes gehen jetzt nebeneinander her. Ärzte, die vielleicht schon an den neuerstandenen Universitäten Salerno, Bologna, Padua, Montpellier oder Paris studiert, scholastische Gelehrsamkeit eingesogen und dialektische Kniffe gelernt hatten[1]) — siehe im folgenden die darauf deutenden Titel — mußten die Praxis mit unstudiertem

[1]) Laienkultur und Klerikertum, weltliche und geistliche Macht traten auch bei Gründung dieser ersten Universitäten im Abendland in Gegensatz. Weltlichen Charakter offenbarten die ältesten italienischen Universitäten, insbesondere die von dem großen Kaiser Friedrich II. (1200—1251) gegründeten resp. befestigten, so Salerno, Neapel, Bologna. Ganz kirchlich gefärbt waren die ersten Hochschulen Frankreichs, Englands und Deutschlands. Sie gingen aus Kathedralschulen hervor und standen vollständig unter der Botmäßigkeit der Hierarchie. (Haeser I S. 643.)

Gelichter, mit allen möglichen Spezialisten, Quacksalbern und Pfuschern teilen. Neben dem gelehrten „Physicus" figurieren im 13. Jahrhundert die Handwerkschirurgen, die Herren „Meister", im Welschland „maîtres" genannt. Aber wie sehr kommt doch die Kraft der Beharrung, das „Gesetz der Trägheit", auch in der Medizingeschichte zur Geltung! Noch im 14., ja bis ins 15. Jahrhundert hinein bestand die Verflechtung von Priestertum und Heilkunde, die Kombination „Sacerdos et physicus". Die Chorherrenstifte behalten weiter ihre Priesterärzte als Faktoren des Einflusses und Gewinnes, und das Vertrauen des Volkes zu diesen geistlichen Herren und Wunderdoktoren war wohl nicht leicht zu erschüttern. So treffen wir in Zürich nach einer schon deutsch geschriebenen Urkunde von 1332[1]) den „maister Rudolf Arzat, corherren der probstaye ze Zürich". Im Chorherrenstift Schönenwerd im Aargau lebt 1307 als Arzt ein Meister Burchart „tuomherre" (Domherr) von Zofingen[2]) und in den Statuten des Chorherrenstifts zu Solothurn von 1327 ist sogar ausdrücklich bemerkt, daß die Stiftsherren auch Ärzte sein und für Geld praktizieren dürfen[3]). Das gratis arznen „um Jesu willen" war längst aufgegeben; man ließ sich für die Kuren honorieren. Die ländliche Pfarrgeistlichkeit, die zum großen Teil in kümmerlichen Verhältnissen lebte, hatte ein solches Neben- oder Haupteinkommen besonders nötig. Im Jahre 1380 war der Kaplan von St. Fiden bei St. Gallen zugleich Arzt, und es ist recht ergötzlich, aus einer Urkunde zu vernehmen, daß ihm ein Bürger von St. Gallen die Rechnung nicht zahlen wollte, weil er durch heimliches Baden, das ihm

---

[1]) Zürcher Urkundenbuch Bd. XI S. 363.

[2]) Geschichtsfreund I S. 43, Mone l. c. In der Urkunde heißt es „arzat von zovingen, tuomherre ze Werde". Ein Kloster in Schönenwert, Kt. Solothurn, wird schon 778 erwähnt. Siehe „St. Gallisches Verbrüderungsbuch" in Mitteil. z. vaterländischen Geschichte XIX. S. 1.

[3]) Ich fand diese Notiz bei Mone l. c. S. 15. Eine Abschrift der Stelle verdanke ich Herrn Stadtbibliothekar Tatarinoff in Solothurn. Nach dieser ist die Erlaubnis zum Praktizieren „ratione lucri" gegeben, doch mußten die Herren sich dafür Abzüge von den Pfründen gefallen lassen. Dasselbe gilt vom Praktizieren als Fürsprech.

der Arzt verboten hatte, glaubte, genesen zu sein. Der launige v. Arx, dem wir diese Notiz verdanken[1]), sagt dazu: „Unsere Voreltern waren gegen Ärzte und Wundärzte nicht so gutmüthige Leute wie wir, und überließen nicht gern unbedingt sich und ihren Geldbeutel derselben Gutbefinden, sondern verakkordierten ihnen lieber ihre Genesung". Über einen weiteren köstlichen Honorarprozess mit Priesterarztbeteiligung, der im Jahre 1393 vor dem „Offizial der Kurie" in Konstanz zwischen einem in dieser Stadt verunglückten Pfarrherrn Burgouver von der Laurentiuskirche St. Gallen als Beklagten und dem behandelnden Arzt „Caplan und Physicus" Bolling als Kläger ausgefochten wurde, berichtet Baas[2]) nach einer Urkunde der Wartmannschen Sammlung. Der St. Galler Pfarrer will nicht blechen, weil, wie sein Anwalt plädiert, der behandelnde Arzt von Medizin und besonders von Chirurgie nichts verstünde; er sei Priester und dürfe als solcher die Chirurgie nicht ausüben, er habe eine Pfründe, die ausreiche zum Leben und zum Dienste seines Gottes, Entgelt brauche er nicht. Wäre er Laie, so hätten ihm Prügel („flagellis cedi loco salarii"), statt Arztlohn gebührt. Er beantrage Strafe der Absetzung vom Amte, Ablehnung der Honorarforderung, Auferlegung der Kosten des Prozesses. Man sieht, die Advokaten legten sich schon damals für ihre Klienten fest ins Zeug.

Wir sagten vorn, daß die Kombination Priester und Arzt noch im 15. Jahrhundert zu finden sei. Ein Beleg dafür bildet der Berner Zisterziensermönch Niclaus Widenbosch, den die Regierung im Jahre 1475 als Stadtarzt bestellen wollte, der es jedoch vorzog, die Stelle eines Schulmeisters zu übernehmen, dabei aber die Befugnis bekam, die Kaplaneipfründe beizubehalten und die Arzneikunst zu treiben. In dieser Berufskumulation verharrte er nicht lange, sondern brachte es bald zum Abt von Bremgarten. Mehr noch von diesem

[1]) v. Arx l. c. Bd. II S. 63.

[2]) Baas, Mittelalterliche Gesundheitspflege l. c. S. 18; nach Wartmann Urkunden l. c. Bd. IV S. 114.

vielseitigen Typus und Zeittableau berichtet Meyer-Ahrens, dem diese Notizen entnommen sind.

Wie zäh die Kirche auch an der „Aussatzschau“ festhielt, wie lange es dauerte, bis sie der weltlichen Obrigkeit und den Laienärzten diese einträgliche medizinische Funktion abtrat, werden wir später hören.

Über die im Mittelalter vorkommenden Titel der Heilbeflissenen herrscht Konfusion in der Literatur. Etwas Sichtung unter spezieller Berücksichtigung unserer Verhältnisse ist da nötig. Dubreuil (l. c. S. 223) weist nach, daß in Frankreich der medicus dem physicus vorangeht. Der erstere Titel wird im X. und XI. Jahrhundert fast allein gebraucht; dann taucht daneben im XII. Jahrhundert der physicus auf, um im XIII. zu dominieren. In unsern später gegebenen lateinischen Schweizerurkunden des 13. Jahrhunderts sehen wir abwechselnd den Magister soundso als physicus oder medicus betitelt. Der gelehrte Arzt deutet nach Heyne (l. c. S. 180) seine höhere Stellung durch physicus an, „eine Bezeichnung, die Kenntnis von dem Wesen der natürlichen Kräfte und damit Wissenschaftlichkeit und nicht bloße Praxis hervorheben soll“. Der Physicus war der studierte innere Arzt im Gegensatz zum unstudierten Empirikerchirurgen. Später wird der Titel speziell dem Stadtarzt gegeben. Beziehungen oder Andeutungen von Universitätsstudien ergeben sich aus den im nachfolgenden Text angeführten Benennungen. Wir finden in Zürich im 14. Jahrhundert einen „Doctor der Medizin und Magister der freien Künste[1])“; in Genf einen „Licencié en médecine“. Im benachbarten Freiburg im Breisgau figuriert 1376 ein aus der Schweiz gebürtiger „Swederus, magister in artibus et baccalaureus in medicina“. (Nach Baas, Gesundheitspflege im mittelalterlichen Freiburg. Zeitschrift zur Förderung der Geschichtskunde etc., Bd. 21 S. 108. Eine Studie, die scharfe Parallelen zu unsern Zuständen gibt.) Doctores heißen nach Heyne ursprünglich die Lehrer der Heilkunst. Wir haben gesehen, daß schon im 9. Jahrhundert der St. Galler Klosterarzt Notker „doctor et medicus“

[1]) Sprengel sagt (II. T. S. 549) von der Pariser Universität: „In den meisten Bullen der Päpste werden die Lehrer der Medizin als artistae oder Lehrer der freyen Künste mitaufgeführt.“

genannt wird und haben angeführt, daß der Titel „Doctor" schon in der römischen Kaiserzeit existierte, daß er dann als akademische Würde zuerst in Salerno aufkam. Sehr früh traten als Vorstufen der Doktorwürde das Baccalaureat und Lizentiat hinzu. Das erstere hatte den Zweck, die allgemein wissenschaftliche Vorbildung des Kandidaten festzustellen; das letztere berechtigte zur Ausübung der Praxis unter gewissen Bedingungen (Haeser I S. 828[1]). Meister, aus magister entstanden, „nennen sich alle, die sich mit heilen abgeben". Auch der Apotheker heißt Magister, so der später zitierte „magister Johannes, apothekarius" in Basel.

In einer lateinischen Basler Urkunde von 1295[2]) findet sich indessen ein magister Dietrich noch speziell als „cirurgicus", d. h. als Wundarzt qualifiziert, und in den deutsch geschriebenen Urkunden des 14. Jahrhunderts treffen wir dafür die deutsche Bezeichnung „meyster Gutleben der Wundarzt". Die Heilbeflissenen werden jetzt durchwegs auch mit dem Namen „artzat, artzit, arzet" bezeichnet; ein Wort, das von arciater abgeleitet wird. Beispiel: „Meister Johannes der Arztat" (siehe später). Mit dem ehrsamen Titel „Buchartzat" wird dann Ende des 15. Jahrhunderts (1458) in einer Rechnung der spätere „Ordinarius in medicina" an der Basler Universität Wernher Wölflin genannt. Dieses Epitheton soll heißen[3]), daß das ein studierter und graduierter Arzt war im Gegensatz zu den ungelehrten Empirikern, den Handwerksmeistern, Scherern und Badern.

Schon eröffnen nun auch Apotheker („Speziger") ihre Offizinen für Drogen, Gewürze und Medikamente in Städten, nachdem vorher die Klöster, wie wir von St. Gallen wissen, ein „armarium pigmentorum", d. h. eine Kräuterkammer besessen hatten. Die durch die Kreuzzüge vermehrte Einfuhr orientalischer Arzneien wird sich wohl auch da und in der Therapie

[1]) Burckhardt bemerkt in seiner Geschichte der Basler mediz. Fakultät (S. 7), Zeitraum 1460—1529: „Licentiatus heißt einer, der die ganze Doctorprüfung bestanden, die Promotion jedoch, meist der Kosten wegen, unterlassen hat; der Baccalaureus hat nur das erste Examen gemacht."

[2]) Urkundenbuch der Stadt Basel Bd. III S. 129. In derselben Quelle ist (S. 230) in einer Urkunde von 1282 ein magister Dietrich „in Hospitali" genannt. War dies derselbe? Sehr wahrscheinlich! Dann war er wohl Spital-Wundarzt.

[3]) Burckhardt l. c. S. 12. Anmerkung.

der Herrn Physici bemerkbar gemacht haben. Die vom Orient kommende Welle vibrierte auch in diesen kleinen Kulturregungen mit. Die Anstellung von besoldeten Stadtärzten[1]) im 14. Jahrhundert zeigt, daß die nach Freiheit ringenden, gegen Rittertum und Kleriseiherrschaft erfolgreich kämpfenden Schweizerstädte als aufstrebende Kulturzentren auch für der Bürger leibliches Wohl, für Hygiene und Sanitätspolizei zu sorgen anfingen. Staatliche Macht und Ordnung wird Grundbedingung für die Entfaltung des von uns verfolgten kulturellen Sondergebietes. Die Medizin tritt jetzt in Wechselwirkung mit den sich bildenden kleinen Staatswesen, und paßt sich den neuen Bedingungen, dem veränderten Wirtschaftsleben an. Staatlich soziale Fürsorge beginnt sich auch mit der Volksgesundheit zu befassen. Die Durchschnitte durch das 14. Jahrhundert, welche v. Rodt und Fechter von den Städten Bern und Basel geben, zeigen in treffendem Spiegelbild die Häuser, Straßen und Menschen, unter denen unsere Heilkünstler sich betätigen, das Milieu, aus dem sie herauswachsen. Schon hielt da die Obrigkeit es für ihre Pflicht, für gute Nahrung sowie gute Getränke zu sorgen und zahlreiche medizinalpolizeiliche Verordnungen des 14. Jahrhunderts, die uns aus Zürich, Bern, Basel und andern Schweizerstädten erhalten sind[2]), betreffen die Lebensmittelkontrolle, die Fleischschau, die Reinhaltung der Luft, der Straßen,

---

[1]) Nach Haeser I S. 844 entsprechen die mittelalterlichen Stadtärzte ganz den Archiatri populares der römischen Kaiserzeit und vereinigten in sich die Funktionen des Polizei-, Gerichts- und Armenarztes, hatten auch die städtischen Spitäler unter sich. In Deutschland und den Niederlanden wählte man zu Stadtärzten in früherer Zeit in der Regel Chirurgen, „welche dem Volke näher standen und vor den gelehrten Ärzten wundärztliche Erfahrung und bescheidenere Forderungen voraus hatten".

[2]) Davon berichtet ausführliches Meyer-Ahrens l. c. Wie anerkennenswert ist es, daß da auch in kleinen Städtchen wie Diessenhofen im XIV. Jahrhundert schon so höchst vernünftige Verordnungen erlassen wurden wie: Die Fleischer durften von Ostern bis St. Verenatag nur so viel schlachten, daß sie das Fleisch davon noch am selben Tage verkaufen konnten. Nach Pupikofer l. c. I. Urkunden S. 56. Siehe auch die praktischen Vorschriften in den Metzger- und Fischerordnungen im Schaffhauser Stadtbuch aus dem 14. Jahrhundert.

Vorschriften über Begräbnisse usw. Es war nötig, da sanitarische Vorschriften zu erlassen, denn in den engen ungepflasterten Gassen dieser frühesten Städte mit ihren hölzernen Häusern sah es bei hineingeworfenem, abgelagertem Unrat, herumlaufenden Schweinen und andern Haustieren recht unhygienisch aus; Krankheitskeime fanden da reichen Nährboden. Der Kampf gegen die schwer grassierenden Seuchen wird zur Staatspflicht und man macht Anläufe, ihn von Amts wegen zu führen; mit welchem Erfolg, kann man bei dem Tiefstand der naturwissenschaftlichen und medizinischen Kenntnisse, bei dem Fehlen jeder technisch wissenschaftlichen Grundlage und der damaligen Verfassung der Volkspsyche sich denken. Bekannt und viel kommentiert[1]) ist der Erlaß des Basler Rates (zwischen 1360—1404) zum Schutze der Bevölkerung gegen die „Acht siechtagen“. Gegen eine chronisch-epidemische Krankheit wurde auch auf Schweizerboden von Behörden und Kirche gemeinsam durch Bau von Isolierhäusern und Erlaß von Reglementen in dieser frühen Zeit mit Erfolg gekämpft; es ist der Aussatz. Wir kommen darauf zurück.

Städtische Spitäler, von denen später ausführlich die Rede ist, bieten Armen und Kranken, Findelkindern und Wöchnerinnen Unterkunft und Pflege, und den Kranken werden staatliche Vergünstigungen zu Teil; so z. B. beschließt im Jahre 1342 der Rat von Bern die Steuerfreiheit der Kranken und Witwen[2]). Den Heilbeflissenen und wohl besonders dem Stadtarzt boten diese Krankenhäuser Gelegenheit zu Belehrung und chirurgischer Betätigung, vielleicht auch zum Unterricht. Da mag jenes, schon zur Zeit der Klerikerärzte entstandene, zu vielhundertjähriger Erstarrung gelangende Verhältnis vom gelehrten „bucharzt“ (der „hochschulige Medicus“ des Paracelsus) zum subordinierten ungelehrten chirurgischen Praktiker (tonsor, Scherer) sich weiter ausgebildet haben. Der erhabene Geist, der die das Messer führende

---

[1]) S. neueste Publikation darüber von Martin, Schweiz. med. Wochensch. 1922 Nr. 38 mit Literatur.

[2]) Fontes rer. Bernens. VI S. 727.

Hand des Empirikers inspirierte und leitete. Die banausisch vornehme Geringschätzung der Technik! Unter diesen wundärztlichen Technikern scheinen indessen schon recht aktive Leute gewesen zu sein. Daß es im 14. Jahrhundert in größeren Schweizerstädten solche gab, die bei Unglücksfällen aufs Land konsultiert wurden und von dort her Schwerverletzte in ihr Haus in der Stadt nahmen, also eine „Privatklinik", ein primitives Jatreion hatten, darauf deutet die später zitierte Nachricht vom „maître Jocet" in Freiburg. Die Praxis dieses Juden muß eine recht lukrative gewesen sein, denn er war in der Lage, der Stadt „30 florins d'or" vorstrecken zu können „pour les édifices publics". Dieselbe Annahme der Wohlhabenheit trifft für den unten erwähnten Meister Johannes von Zürich zu.

Es gab zu dieser Zeit auch schon Wundärzte auf dem Lande, z. B.: In Goldau „arzenote" im Jahre 1331 der „meister Dietrich Arzat" einen der da „gewirsot", d. h. verwundet wurde[1]). Sonst erfahren wir vom zivilfachchirurgischen Betrieb blutwenig. Ein Fünklein Licht darauf wirft so nebenbei eine polizeiliche Verordnung des Zürcher Rates. Wir haben schon gesagt, wie anerkennenswert die Reinlichkeitsmaßregeln der Schweizerstädte im 14. Jahrhundert waren. Wohnte da in Zürich „hinter der Metzg", Meister Johannes, der arzat. Der warf der Einfachheit halber seine gebrauchten Verbandstoffe auf die Straße und wurde wegen dieser unhygienischen Handlung laut Eintragung ins Stadtbuch von ao. 1319[2]) gebüßt. Es heißt da im Wortlaut,

[1]) Urkundenbuch der Stadt Zürich Bd. XI S. 316.

[2]) Siehe Stadtbücher Bd. I S. 20. Meyer-Ahrens erzählt schon dies Vorkommnis, weiß aber „weissel" nicht zu deuten. In Lehmann „Die gute alte Zeit" ist die Sache auch erwähnt (S. 305) mit der Bemerkung, der Meister Johannes habe „bezeichnenderweise" hinter der Metzg gewohnt. Es ist dies zweifellos derselbe „meister Johans", der nach dem Urkundenbuch der Stadt Zürich (XI S. 187) „sinem sune meister Johanse dem wundarzat" vier Stück von seinem Gut in Däniken zur Aussteuer schenkt. 1329. Es muß also ein begüterter Mann gewesen sein. Meyer-Ahrens vermutet, daß er identisch sei mit dem in andern Urkunden erwähnten „Meister Schnabilburger".

er habe „sin unreinen weissel für sin hus an die strasse" geworfen. „Weizel" ist, wie die Herausgeber der Stadtbücher bemerken, nach Lexers mittelhochdeutschem Lexikon „Verbandzeug, Scharpie (zerzupfte Fäden zur Wundbehandlung)". Damit wüßten wir also, daß diese Fachkollegen vor 600 Jahren die Wunden mit Scharpie verbanden. — Aus dem Plaidoyer des erwähnten Konstanzer Honorarprozesses von Anno 1393 vernehmen wir, daß der innerlich verletzte („intus corpore confractus") St. Galler Pfarrer unter Kontrolle des Urins („inspecta urina") mit Dauerbad und Aderlaß an der vena mediana behandelt wurde und daß man den „locus laesionis" mit Olivenöl einrieb, ferner ist von einem aus der „Apoteca" zu verschreibenden „receptum" für eine schmerzstillende Salbe die Rede. Was wurde da wohl zusammengebraut?

Recht früh schon stoßen wir auf eine Verordnung gegen Kurpfuscherei. Der Rat von Zürich wies 1306 einen Schwindler, Bruder Berchtold von Freiburg aus, der predigte, ohne zum Priester geweiht zu sein und arznete, ohne es zu können oder gelernt zu haben[1]). Das läßt auf Voraussetzung, resp. Forderung etwelcher Ausbildung für die Zulassung von Heilpersonal und Einschränkung der früher erwähnten Freigabe des ärztlichen Gewerbes schließen.

In Badstuben wird Reinlichkeit gepflegt und werden ansteckende Krankheiten übertragen[2]). Daß im XIV. Jahrhundert die Thermen von Baden zu Heilzwecken besucht wurden, ist in einer früheren Notiz erwähnt; wir trafen zweimal einen Abt von Einsiedeln dort zur Kur. Auch in den

---

[1]) Züreh. Stadtbücher I. S. 7: „und dar zu sich artzenien animt, des er nit kan, noch nie gelert wart.", auch bei Meyer-Ahrens. Dieser sagt l. c. (Bd. 25 S. 44): In Bern scheine schon im XIV. Jahrhundert die Berechtigung zur Ausübung der Schärer Kunst von einer praktischen Vorübung abhängig gemacht worden zu sein; dies unter Berufung auf Tillier, Geschichte Berns. Ich habe die Stelle nachgesehn; mit Angabe des XIV. Jahrhunderts muß es sich da um einen Irrtum handeln.

[2]) In St. Gallen wurde 1219 schon außer der Mauer eine Badstube errichtet; v. Arx l. c. S. 460. In Winterthur bestand 1249 eine Badstube. In Solothurn 1365 ein „altes Stadtbad". Meyer-Ahrens.

heißen Quellen von Pfäfers wurde schon im frühen Mittelalter gebadet. Freilich sah's unten in der schaurigen Schlucht mit dem Kurhaus noch bedenklich primitiv aus. 1382 war immerhin „eine Stube, Küche und Zimmer erbauet"[1]).

Judenärzte, schon seit der Karolinger Zeit in Ansehn[2]), lassen sich mit Vorliebe und bei allem Antisemitismus als unentbehrlich[3]) immer wieder berufen, in den Städten nieder, wo bei mehr Sekurität, Verkehr, Handel und Wohlstand das Arznen am einträglichsten war. Es war der einzige Beruf, der ihnen neben dem Wuchergeschäft freigegeben wurde. Alle Verleumdungen und Verfolgungen hinderten nicht, daß man diesen „Höllenhunden, Blutsaugern und Brunnenvergiftern" das beste Kleinod des Menschen, die Gesundheit, anvertraute. Traditionelle praktische Erfahrung und gewiß auch Bücherweisheit, Kenntnis der sprachverwandten Araber, mag manchen von ihnen in Chirurgie und innerer Medizin zu Gebote gestanden haben. Vielleicht hat der eine oder andere im Orient seine Bildung geholt. Unser Jahrhunderte durchforschender Blick umfaßt ja auch die Zeit der Kreuzzüge[4]) mit ihren Völkerberührungen, Kulturmischungen und hin- und herflutenden Strömungen, die, wie wir später hören werden, auch zu uns ihre Wellen warfen, neue geistige Einflüsse brachten und gewiß auch in medizinischer Hinsicht sich befruchtend bemerkbar machten. Schweizerische Kreuzfahrer, unter denen wohl auch schon Meister und „maîtres" als Leib- und Wundärzte im Gefolge des hohen Adels sich befanden, werden gesehen haben, daß nicht nur unter der grünen Fahne des

[1]) v. Arx Bd. 2 S. 64.

[2]) Schon Karl der Große soll einen jüdischen Leibarzt gehabt haben.

[3]) Als im Jahre 1427 die Juden aus Zürich ausgewiesen wurden, wollten die Bürger „Joesep den juden" davon ausgenommen wissen „von siner Kunst und artznye wegen". Züricher Stadtbücher II 175.

[4]) In den christlichen Heeren der Kreuzzüge wurden arabische, syrische und jüdische Ärzte bevorzugt. Prutz, Kulturgeschichte der Kreuzzüge S. 474. — Die medizinischen Schulen der Juden in Granada, Toledo, Cordova standen in hohem Ansehn. Puschmann, Geschichte des med. Unterrichts S. 178. S. auch Haeser I S. 837.

Propheten heldenhaft gegen die Giaurs gekämpft wurde, sondern daß dort im Morgenlande auch in Kultur etwas zu lernen, für den Handel etwas zu holen war, und daß unter den Wissenschaften Mathematik, Astronomie und auch die Medizin in Blüte standen. Anderseits konnte man in den Christenheeren berühmte französische und italienische Chirurgen bei der Arbeit sehn[1]). Für Spitalwesen und Krankenpflege waren die später ausführlich gewürdigten schweizerischen Niederlassungen der aus den Kreuzzügen hervorgehenden Ordensritter von Wichtigkeit. Auch sie brachten aus dem Orient in primitive Zustände isolierter Gegenden neue Impulse, geistige Zuflüsse und kulturelle Antriebe.

Wo das Land sich überall reicher bevölkerte, sein Anbau fortschritt und Viehzucht getrieben wurde, blieben auch Tierärzte nicht aus. Die Tierarzneikunde versucht sich an dem kostbarsten Haustiere, dem Pferde; es erscheint der Hufschmied als „rosarzat". Im 14. Jahrhundert wird ferner der Arzt mit seinem Können hauptsächlich in wundärztlicher Hinsicht für des Staates Kriegsdienst nutzbar gemacht. Wir stehn in der Zeit der Freiheitskämpfe der ersten Eidsgenossen mit den Schlachten von Morgarten, Laupen, Sempach, Näfels. Der Staat sorgt für die Verwundeten; er läßt die in der „Burger Dienst verwundeten Knechte" auf seine Kosten arznen. Ärzte und Scherer begleiten die Schweizerheere[2]). Den ersten Zeitpunkt, für den ich hiefür den urkundlichen Beweis erbrachte, bildet der Gugler Krieg, 1375[3]). Ohne Zweifel war das schon viel früher der Fall und wurde schon in den vielen Kämpfen des 13. Jahr-

---

[1]) So z. B. begleitete Jean Pitard, der Begründer der Pariser Chirurgenschule (Collège de St. Côme), Ludwig den Heiligen als Wundarzt nach Palästina (1249). Haeser I S. 764. Hugo Borgognoni von Lucca begleitete die Bologneser nach Syrien und nahm an der Belagerung von Damiette teil. 1218—1220. Ebenda S. 760. Oft wird erwähnt, daß der großmütige Sultan Saladin dem erkrankten Richard Löwenherz arabische Ärzte schickte. Es gingen aber auch deutsche „physici" mit, so z. B. unter dem Thüringer Landgraf Ludwig dem Frommen (1227). Haeser I S. 835. Ohne Zweifel führten alle Kontingente Ärzte und besonders Chirurgen mit.

[2]) und [3]) Brunner, Die Verwundeten etc. S. 33.

hunderts auf Schweizerboden und außer dem Lande, unter den Bannern der Zähringer, Kyburger, Savoyer und unter Habsburgs Fahnen von mitziehenden Feldwundärzten primitive Kriegschirurgie getrieben.

Jetzt ist bei immer mehr erstarkendem Bürgertum auch die Zeit gekommen, wo in den Städten die Heilbeflissenen das Bedürfnis zu gegenseitiger Unterstützung, zur Organisation in sich fühlen. Erfaßt vom Zuge der Zeit und dem Zwang der Verhältnisse folgend, regt sich der Genossenschaftsgedanke in ihnen, der Zusammenschluß zur Zunft folgt. Nach dem ersten Geschworenen Brief von 1336 wurden in Zürich die Scherer und Bader in die Vereinigung der Metall- und Feuerarbeiter, welche die Zunft zur Schmieden bildeten, aufgenommen[1]). Der soziale Verband, die Ärztegesellschaft, tritt in ihrer Urform zusammen. 1490 trennen sich die Heilbeflissenen von den Mitzünftern und bilden eine eigene Gesellschaft. In andern Städten machte man's ebenso. Bald kommen dann Standesordnungen, Satzungen, Reglemente, „Schererartikel" usw., wovon bei Meyer-Ahrens mehr zu lesen ist. Nach Keller[2]) verteilten sich die studierten Ärzte in Zürich auf die verschiedenen Zünfte und waren nicht an eine gebunden.

Grell tritt die Roheit der Zeit, die abergläubische Unwissenheit und Denkart da zutage, wo wir dem Los der Geisteskranken nachforschen. Für die vom Teufel Besessenen kannte man das sonst den Kranken zugewandte Mitleid nicht. Zur Zeit der geistlichen Ärzte wurde wohl versucht, die bösen Dämonen durch Beschwörung auszutreiben oder sie sonst unschädlich zu machen (Fesselung). Gutartige Blöde ließ man herumlaufen, machte sich über ihre Sprüche lustig und hänselte sie, so schon im Kloster St. Gallen, wie Ekkehart vom blöden Heribald erzählt. („Erat autem tunc inter nostrates frater quidam simplicissimus et fatuus, cujus dicta et facta sepe ridebantur.") Unruhige sperrte man irgendwo ein, worauf die Notiz in der Berner Rechnung von 1378 deutet:

---

[1]) Meyer-Ahrens l. c, Bd. 25 S. 38.

[2]) Keller, Zürcherische Apotheken, l. c. S. 6.

„Denne dem töben lunnel, do man inn in Cuntzis hus hatte, umbe brot II β IIII d"[1]). Was im XIV. Jahrhundert in Basel mit den „touben" geschah, sagt uns Fechter in seiner Kultur- und Sittengeschichte: Ein Haus zur Aufnahme gab es nicht, dagegen entledigte man sich der Wahnsinnigen und Tobsüchtigen, indem man sie durch den Nachrichter fortjagen, resp. fortprügeln ließ. Oft wiederholen sich in den Rechnungen des Rats Angaben, wie „einen Narren usgetrieben, die toube frow, den touben man ze vachen, binden und uszefieren" und gar — wir schaudern ob der Barbarei — „von dem touben Johannsen ußzeslahende mit ruten dem nachrichter 5 β"[2]). Ob das nur mit den Fremden so gemacht wurde? Der die bösen Geister auspeitschende Henker, den wir im 17. Jahrhundert noch[3]) als viel konsultierten Volks- und Vieharzt treffen, verkörpert die entsetzliche Justiz dieser Zeit, auf deren Greuel wir im weiteren Gang der Forschung wiederholt Seitenblicke werfen müssen. Hart nebeneinander finden wir in unserer Studie Mildtätigkeit und Grausamkeit, Benignität und Malignität. Die Bewegung der Geschichte in Kontrasten kommt auch da lebhaft zum Ausdruck. Es ist für uns nicht leicht, die Menschenpsyche dieser Zeit zu verstehen, dem Geist der Zeit gerecht zu werden.

Zu dem bisher geschilderten medizinisehen Betrieb im folgenden noch einige Sach- und Personaldetails als urkundliche Belege und konkrete kleine Fakta. Paläontologische Fundstücklein, aus denen die rekonstruierende Phantasie ein Gesamtbild weben soll. Carlyle hat die Geschichte als eine Summe von Biographien formuliert; hier gibts keine Lebensgeschichten zu schreiben und keine Porträts dazu. Es ist, kann man sagen, mehr die Spezies, die da in Erscheinung tritt als das Individuum.

---

[1]) Welti l. c. I S. 113.

[2]) Notabene: Im 17. Jahrhundert stand es mit der Behandlung der „Thoren, Taubsüchtigen und Hirnwuetigen" bei uns nicht viel besser. Siehe Brunner und v. Muralt, Aus den Briefen hervorragender Schweizerärzte S. 65.

[3]) Brunner, Die Verwundeten l. c. S. 227.

Es erscheint in Basel 1226 in den Urkunden Burcardus medicus, Domherr im Münster[1]). In Zürich taucht 1246 Magister Burchardus physicus, Leibarzt (?) der Äbtissin Judenta von Hagenbuch auf und bald nachher, 1253, der früher erwähnte Priesterarzt Meister Peter von Thun (magister Petrus medicus de Tuno[2]). Bern hat 1291 einen Magister Aegidius phisicus[3]) und aus Genf meldet uns Gautier[4]) eine ganze Liste; als ersten um 1235 den Magister Gerold physicus. Als der Abt Berchtold von St. Gallen († 1272) einen „siechtagen" bekam an einem Bein, „dem man sprichet der wolf", da hatte er „einen artzot, der hieß maister Michel; der was der best, den man in Schwaben wist". Es muß sich da um ein gangräneszierendes Geschwür gehandelt haben, das großen Gestank verbreitete, sodaß man es bei dem Kranken kaum aushielt („und ward als vast schmeckend von dem ban und von dem siechtagen, das nieman bi im belaib, won arm brüeder und arm knecht und och arm frawen, und war sin als gar vergessen, das di kum spis mochtent han, die sin pflagent"[5]).

Aus dem 14. Jahrhundert erfahren wir entsprechend mehr: In Neuchâtel fungiert 1353 Richard le Barbier[6]). In Genf lebt 1374 Chartresii, Pierre, „Licencié en médecine et chanoine (Domherr) de Genève". Gautier vermutet, daß er seine Studien in Montpellier gemacht habe und ein Schüler Guys von Chauliac gewesen sei. Morax[7]) nennt in seiner Geschichte der wadtländischen Ärzte „barbiers

[1]) Basel im 14. Jahrhundert, herausgegeben von der Basler historischen Gesellschaft S. 79. Daraus auch die folgenden Basler Zitate, die zum großen Teil schon bei Ochs, Geschichte Basels, sich finden.

[2]) C. Keller, Zürcherische Apotheken und Apotheker 1893, S. 4. Urkundenbuch der Stadt Zürich Bd. II S. 152.

[3]) v. Rodt, Bern im XIII. und XIV. Jahrhundert. S. 169. Font. rer. Bern. III S. 505.

[4]) Gautier, La Médecine à Genève. Mémoires et documents publiés par la société d'histoire S. 3.

[5]) Kuchimeisters „Nüwe Casus Monasterii sancti Galli", S. 106 ff. In Anmerkung des Herausgebers ist dieser Meister Michel nach Urkunden und Totenbuch als „magister Michahel phisicus" aufgeführt.

[6]) Cornaz, Notices relatives a l'histoire médicale de Neuchâtel. Musée Neuchatelois XXXVII année S. 54.

[7]) Morax, Statistique médicale du canton de Vaud. Lausanne 1899.

chirurgiens und medecins" aus verschiedenen kleinen Städtchen, so aus Avenches, Vevey, Bex. Aus Freiburg melden Meyer-Ahrens[1]) und Favre[2]) jüdische Ärzte. Es praktizierte daselbst, wie Favre ausführt, von 1356—1370 als Chirurg maître Jocet. Von dem ist mehr als der Name bekannt. Die Akten berichten von mehreren Fällen, die er behandelte und buchen das Honorar. Einen Schwerverletzten, zu dem er aufs Land konsultiert wurde, wollte er sofort nach Freiburg transportieren. Vermutlich hatte er in seinem Hause — ein solches besaß er — eine Klinik. Bei einer Augenaffektion getraute er sich nicht, die Verantwortung des Verlustes des Auges auf sich zu nehmen. 1370 siedelt er nach Basel über und wird hier Stadtarzt mit Besoldung von 25 l. In den Basler Stadtrechnungen von 1373 und 1376 finden wir den Mann als „meister Jossat" mit Eintragung seines „jarlons[3])". 1392 kommt wieder ein anderer; es werden „meister Hansen dem newen artzat XX guldin" ausbezahlt und 1398 wird von Bürgermeister und Rat „um einen guten wundartzat in unser stat ze habende" „meyster Gutleben" der Jude angestellt mit einem Gehalt von „funfzig guldin" für 10 Jahre[4]). Die Herren scheinen bei vorhandener Freizügigkeit den Wirkungskreis öfters gewechselt zu haben; es fanden auch Berufungen statt. Da diese Juden alle nur mit „Meister" oder „arzet" betitelt sind, schließt Meyer-Ahrens, daß sie keine Universitätsstudien gemacht haben. Das wird wohl für die meisten zutreffen[5]).

---

[1]) Meyer-Ahrens l. c. Bd. 24 S. 471.

[2]) A. Favre, Les Médecins juifs à Fribourg dans les siècles passés. Schon bei Berchtold, Geschichte von Freiburg I S. 243.

[3]) Ochs l. c. II S. 448. — Im Basler Urkundenbuch IV S. 321 ist unter Nr. 339 notiert: „Magister Joce tus judaeus solorgicus sagt bei seinem Wegzuge von Freiburg, wo er die scientia solorgica ausgeübt hat, die Stadt Freiburg aller hieraus erwachsenen Ansprachen ledig und los." 1370, August. — „solorgica" ist zweifellos ein Schreibfehler; es wird im Original heißen „cirurgica". — Die Stadtrechnungen siehe bei Harms, Stadthaushalt Basels, Bd. II S. 14, 18, 55.

[4]) Basler Urkundenbuch, Bd. V S. 262. Vielleicht derselbe, der in Kolmar war. Siehe Baas, Mittelalterliches Medizinalwesen in Kolmar. Zeitschr. f. Geschichte des Oberrheins, Neue Folge Bd. XXII H. 1.

[5]) Nach Haeser (III S. 837) erhielten die Judenärzte ursprünglich ihre Ausbildung entweder in einzelnen auch von Christen besuchten Spezialschulen, wie z. B. in Montpellier, oder in den von Ärzten ihres Glaubens in christlichen, noch mehr

Natürlich gab es auch schlimme Kunden unter diesen Hebräern. In Zürich wird[1]) 1390 Vislj, der Jud, vor den Rat zitiert wegen Abtreiberei um den Preis von „zwanzig Gulden". Die Diagnose Schwangerschaft stellte er aus dem „Harn-Wasser" so wie jener früher erwähnte pfiffige Mönchsdoktor aus dem Kloster St. Gallen. Selbstverständlich war bei der ganzen dazumaligen Heilerei auch viel Prellerei und Gaunerei. Davon mehr Details aufzuzählen hat keinen Zweck. Semper idem, sed aliter! — Bei der im 14. Jahrhundert auftretenden Pest, von der später ausführlicher berichtet wird, mußten bekanntermaßen die armen Teufel von Juden als Brunnenvergifter schweres erdulden; so wurde 1349 Balavigny, „médecin juif de Thonon" gefoltert und verbrannt, weil er in Montreux die Fontänen vergiftet habe.

Auch als Kriegschirurgen waren die Judenärzte bei uns tätig. Davon ist schon zu lesen in meinem Buche über „Die Verwundeten in den Kriegen der alten Eidgenossenschaft". Es arznete, wie dort geschrieben steht[2]), im Jahre 1375 während des Guglerkrieges der Jude Menlin „Knechte, die in der burger dienst gewirsot wurden". Dieser Menlin war fix besoldeter Arzt der Stadt Bern und höchstwahrscheinlich zog er mit ins Feld. Als dann die Berner 1383 vor Burgdorf lagen, war neben andern Chirurgen der Jude Syman bei der Verwundetenbehandlung aktiv, und seit der Zeit, da ich dies schrieb, sind in den ausgegrabenen Akten[3]) noch andere Israeliten in derselben Eigenschaft aus der Versenkung gehoben worden, so einer mit dem ominösen Namen Cunrat das Heiligreich, der auch entschädigt wurde „vmb arznen, als Knecht gewirset wurden im Krieg". (Wohl ein Getaufter?)

---

in arabischen Ländern gegründeten Lehranstalten. Die Doktorwürde wurde ihnen, wenn überhaupt, nur ausnahmsweise zuerkannt. Sie führten deshalb in der Regel nur den Titel „Magister" oder „Meister", welcher jedem zukommt, der selbständig und tüchtig sein Geschäft, ob Handwerk oder Kunst, betreibt. Den Meistertitel hat auch der Nachrichter.

[1]) Aus Ulrich, Sammlung jüdischer Geschichten in der Schweiz, Kapitel „Jüdische Ärzte" S. 65.

[2]) l. c. S. 29.

[3]) Weltis Stadtrechnungen von Bern. Bd. I 260a und 269a.

Als „roßarzat“ figuriert zur selben Zeit der „smid von Baldstal, umb hengst zu artznen, die geschossen und wund wurden in disem Krieg“[1]). Daneben kommt als geschätzter Mann der „roßartzat“ von Solothurn vor „alz ime die burger zwoi jar gedingent“. Daß diese Schmiede den kranken Rossen zu Ader ließen, sagt eine Verordnung im ältesten Luzerner Ratsbüchlein aus dem 14. Jahrhundert[2]): Es heißt da, sie sollen das Blut in Kübel auffangen und nicht „an die strasze“ laufen lassen. Diese Therapeuten scheinen punkto Reinlichkeit nicht gerade vorbildliche Stützen der Obrigkeit gewesen zu sein. In Zürich wurde, wie vorn steht, der Meister Johannes gebüßt, weil er seine gebrauchte Scharpie auf die Straße warf.

Nach Meyer-Ahrens praktiziert in Zürich um 1389 ein „Augenarzt“ Meister Hans, und gegen Ende des Jahrhunderts tritt einer namens Burkhard Gurras mit dem Titel „Doctor der Medizin und Magister der freien Künste“ auf. Im übrigen lohnt es sich nicht, die an die Oberfläche gelangten Herren alle aufzuzählen und etwa Namen von Kurpfuschern der Nachwelt zu überliefern. Das bunte Bild dieses Heilbetriebs und Heilpersonals wäre aber nicht vollständig, wenn wir nicht auch der Ärztinnen gedenken würden. Meyer-Ahrens meldet eine solche aus Zürich. In den Berner Stadtrechnungen kommt neben obengenanntem Menlin wiederholt „Menlina die júdi“ vor, und zwar steht sie als fix Besoldete in der vierteljährlichen Lohnliste des Seckelmeisters, z. B. pro 1382 „Denne Menlinon der júdi XII. β VId“[3]). Die funktionierte vermutlich mit ihrem Mann zusammen. Noch andere arznende Frauen werden entschädigt, z. B. „Hiltzschinen, als si heilte Krummen den segkeler“[4]).

Im Laufe des 13. Jahrhunderts sind die ersten Apotheker namhaft. Wir finden in Basel 1270 den schon erwähnten Magister Johannes, Apothecarius[5]) und sein Haus, genannt „Apotheca“, und in Zürich ist 1291 Cuonradus, Speziger von Brugg nachgewiesen,

---

[1]) Ebenda. S. Bd. I Register, auch in meinem Buche über die Verwundeten schon zitiert; kommt wiederholt vor.

[2]) Geschichtsfreund LXV S. 21 Nr. 110.

[3]) Welti, Stadtrechnungen l. c. I 234a.

[4]) Ebenda 266b.

[5]) Basler Urkundenbuch Bd. III S. 137 und Bd. II S. 38. Fechter, l. c. S. 78.

und zwar wird er in der Urkunde[1]) als „apothecarius burgensium Thuricensium" aufgeführt, also wohl Stadtapotheker. Im 14. Jahrhundert haben wir in Basel schon vom Rate festgesetzte Taxen für Medikamente[2]). Der Apotheker ist jetzt zweifellos Medizinalperson, nicht nur Krämer und Drogist[3]). Er macht dann bald auch in Medizin mit; 1449 wird in Bern der „appotegger" entschädigt „von des armen wunden mans wegen, in dem der pfil was[4])."

Das wären in lapidaren, weit zerstreuten Urkundennotizen auf uns herübergekommene Typen und Vertreter mittelalterlicher Heilkünstlerspezies. Es sind meist nur in Rechnungen gebuchte, nach Jahrhunderten aus der Lethe herausgefischte Namen. Da ist kein literarisches Schaffen, nichts schriftstellerisches, „kein würdig Pergament" aus ihrer Hand wird vor uns entrollt[5]). Außer obigen spärlichen Notizen haben wir keine weitere Kunde von den primitiven Leistungen dieser kleinen medizinischen Zeitrepräsentanten. Nicht von medizinischer Wissenschaft ist da die Rede, sondern von Medizintreibenden. Und doch, empirische, mündliche Tradition, manuelle vererbte Technik, das vom Meister Erlernte arbeitete auch da weiter, wo gelehrte schriftliche Überlieferung fehlte. Not, Ehrgeiz, Konkurrenz, Drang nach Erkenntnis, der Drang zu helfen und zu erwerben, ideale und materielle Interessen waren auch da schon treibende Kräfte. „Es ist dem Menschen eingeboren, daß sein Gefühl hinauf und vorwärts zieht." Diese kleinen Einzelexemplare gehören umso-

[1]) Zürcher Urkundenbuch VI S. 199. „Chunr. apothecarius burgensium Thuricensium", auch Keller, l. c. S. 4.

[2]) Fechter l. c.

[3]) Nach Kriegk, Deutsches Bürgertum im Mittelalter S. 60 bedeutete im 13. Jahrhundert das Wort Apotheke einen Kramladen. Erst gegen Ende des 14. Jahrhunderts verengte sich der Begriff mehr zur jetzigen Bedeutung.

[4]) Welti l. c. Bd. II S. 263.

[5]) Es müßte dann sein, daß jene Pergamenthandschrift des Antoni Trutmann, die ich ans medizinische Licht des Tages gebracht habe, doch dem 14. Jahrhundert entstammt, wie Liebenau dies annahm. Siehe: Die Verwundeten etc., Anhang, und Sudhoff, Mittelalterliche Chirurgie.

mehr zum damaligen Zustandsbild unserer Fachgeschichte, als wir großes Herausragendes nicht kennen. Bei der Wertbestimmung ihres engen Horizontes freilich sind wir, solange weitere Nachrichten fehlen, auf unser Ahnungsvermögen angewiesen. Wer weiß, was das Gehirn dieser „Meister" faßte, was in ihm vorging? Wer weiß, ob nicht dieser oder jener Erfindungsgedanken, geniale Einfälle hatte, die nicht aufgeschrieben zu Kenntnis und Geltung gelangten? Doch — das sind Hamletglossen auf die Schädel des Friedhofs.

Wie homolog und uniform, sich überall wiederholend, dieses Zustandsbild der Heilkunst in alemannischen und weitentfernten Gauen sich entwickelt und gestaltet hat, zeigt ein Blick auf das benachbarte deutsche Bodenseegebiet und badische Land, dessen mittelalterlich medizinische Verhältnisse Baas in den mehrfach schon zitierten wertvollen Studien schildert. Auch da sehen wir im 13. Jahrhundert unter ganz gleichen Bedingungen den Übergang der Heilkunde von geistlichen in Laienhände. Es tritt uns da 1242 im nahen Konstanz der Magister Walko, physicus und Domherr, entgegen, und 1296 der Kleriker Magister Ulricus de Überlingen; dann kamen zu Beginn des 14. Jahrhunderts die Laienmeister, so „meister Wernher der Spekker, der artzat zu Costenz," und in entfernteren deutschen Landen heben sich mit wenig Nuancen von ähnlichem kulturellen Hintergrunde mit gleichem Grade der Gesittung und Bildung analoge, an ihre Zeit gebundene Typen ab[1]). Überall sehen wir im einzelnen die darin waltende Gesamtheit.

Die Kräfte der Menschheit erreichen zu verschiedenen Zeiten ihren Höhepunkt. Die Wellenbewegung des Kulturfortschrittes und die Entwicklung der Wissenschaften, so auch der Medizin, gestalten sich in verschiedenen Ländern ganz verschieden. Wollen wir das suchen, was wir bei uns in dieser tiefstehenden Entwicklungsphase nicht finden, Männer, welche die medizinische Wissenschaft befruchteten,

[1]) S. Mone, Armen- und Krankenpflege vom 13. bis 16. Jahrhundert. Zeitschr. f. Gesch. des Oberrheins, XII. Bd. S. 5.

neue dauernde Werte schufen und in nachgelassenen Werken ihren Namen verewigten, so müssen wir unsern Blick weitab vom wenig kultivierten Heimatland zu den vorn aufgezählten Universitäten Frankreichs und Italiens wenden, wo im 13. Jahrhundert Männer wie Lanfranchi, Roger von Parma, Wilhelm von Saliceto u. a. die Chirurgie pflegten, wo Mondinus die Anatomie epochemachend förderte, und wo im 14. Jahrhundert Guy von Chauliac seine großen Werke schrieb, oder wir müssen die Reise zu den Arabern machen, welche in einer Zeit, wo bei den Völkern des Abendlandes fast jede Spur von wissenschaftlicher Tätigkeit verschwunden war, mit allem Eifer eines urkräftigen Geistes sich den Denkmälern griechischer Kunst und Wissenschaft, so auch der Medizin, zuwendeten. Während bei uns Klosterärzte als kümmerlich gebildete Autodidakten und Dilettanten mit Wunderkuren zelebrierten, blühten in Bagdad, Cairo, Cordova berühmte medizinische Schulen und glänzten die Namen Rhazes, Avicenna, Averroes, Abulcasem. Welche Kontraste, welche Niveaudifferenz auf diesem Querschnitt durch die Medizingeschichte! Wir denken an Freiligraths kulturvergleichenden Vers von den Blüten, die „in ewigen Regeln am Baum der Menschheit sich wiegen". Hier die eine matt und welk, dort die andere im Winterschlaf, und wieder an einem andern Zweige frischaufsprießendes Leben[1]).

Ein Gebiet der Heilkunst ist bis jetzt nicht berührt worden; es ist die Geburtshilfe. Wie stand es damit zu dieser Zeit? Dieses Gebiet zeigt, wie Haeser sagt[2]), während des Mittelalters den tiefsten Zerfall. Rohe Empirie und krasser Aberglauben wetteiferten miteinander. So war es ohne Zweifel auch bei uns. Die Annahme, daß Frauen bei der Geburt als „Beiständerinnen" behilflich waren, ist selbstverständlich;

[1]) Auch von der Medizin gilt, was Spengler in seinem „Untergang des Abendlandes" über Kulturmorphologie und Homologie ausführt. Der Dichter hat es aber vor dem Philosophen gesagt und das „seltsame Nebeneinander" besungen.

[2]) Haeser Bd. I S. 103.

eine Schulung derselben bei uns ist vor dem 16. Jahrhundert wohl ausgeschlossen. Für den deutschen Norden sind Hebammen seit dem 13. Jahrhundert nachweisbar. Die althochdeutsche Sprache kennt bereits das Wort hefiana; im 12. Jahrhundert finden sich heveammen; dann kommt im 15. Jahrhundert hevam, hefang, dann hebam, hebamme[1]). Meine Erkundigungen in Schweizerquellen haben bis jetzt über das früheste Auftreten von Wehemüttern wenig sicheres zutage gefördert. Im ältesten Zürcher Steuerbuch findet sich in den Jahren 1357 und 1362 eingetragen[2]) „dú Amma" mit der Minimalsteuer der gewöhnlichen Dienstboten und Herr Walter Ulrich, der zuerst diese Notiz gefunden, ist gewiß mit Recht der Ansicht, daß dieses Wort wohl eine gewöhnliche Amme, d. h. Vorgängerin bedeute. In der Berner Stadtrechnung von 1384 ist eingetragen[3]) „Denne der ammon, die das fundi hat ze Langnöw", also eine Amme, der ein Findelkind übergeben wurde. Diese Ausgaben an Ammen wiederholen sich in späteren Rechnungen öfters, so 1430 „Denne einem kint, hiessen min herren an ein ammen tun, hab ich geben der ammen VI lb.", und 1447 „denne Tormanninen von einem Kintzammenlon I lb X ß[4]). Auch da hat es sich zweifellos um Säugammen oder Pflegemütter gehandelt, denen die Obrigkeit bestimmte Kinder, die ihr zur Last fielen (Findelkinder, Waisen), übergab und sie dafür entschädigte. Sehr wohl möglich ist, daß solche Pflegefrauen gleichzeitig auch Beihilfe bei Geburten leisteten. Früher schon wurde erwähnt, daß nach einer Eintragung in denselben Berner Rechnungen von 1377 eine jüdische Ärztin „Menlina" vierteljährlich besoldet wurde. Ob die mit Geburtshilfe sich befaßte? Wie elend trocken sind doch diese Quellen, wie schwierig ist es, dürren Notizen Leben zu geben und Gestalten aus ihnen zu formen!

---

[1]) Wegscheider, Geschichte der Geburtshilfe im Handbuch Neuburger & Pagel, Bd. III S. 881. Siehe auch Heyne, l. c. III S. 172.

[2]) Steuerbücher von Stadt und Landschaft Zürich, I S. 45 und 120.

[3]) Welti l. c. I S. 315.

[4]) Welti l. c. II S. 5 und 233.

Aus der zweiten Hälfte des 15. Jahrhunderts und noch später sind dann Nachrichten häufiger. In den Basler Stadtrechnungen fand ich erst 1472/73[1]) die besoldete Hebamme: „Item X β. Elsen Richartin der hebammen". Vermutlich hat die 1460 erfolgte Gründung der „hohen Schule" samt medizinischer Fakultät einen diesbezüglichen fortschrittlich ordnenden Impuls gegeben. Nach Meyer-Ahrens[2]) sind jetzt auch in Winterthur und Freiburg von der Obrigkeit gewählte, besoldete und beaufsichtigte Geburtshelferinnen.

Von Geburtshilfe durch Ärzte kann selbstverständlich nicht die Rede sein; die kam erst Jahrhunderte später. Nur ein Eingriff wurde wohl durch Chirurgen vorgenommen; es fällt die Wiederaufnahme des Kaiserschnitts an der Toten in die frühe Zeit des Mittelalters, und da ist Kunde auf uns gekommen, daß diese Operation in unserer Nähe auf Bodenseegebiet ausgeführt wurde. Folgender Fall ist aus allgemein historischen Quellen in die Fachliteratur übergegangen. Wieder ist Ekkeharts Klosterchronik die Fundgrube[3]). Zur Welt befördert wurde auf diese Weise Burchard, Graf von Linzgau, später Abt des Klosters St. Gallen (959).

Die Mutter Wendilgart, Gattin des Grafen Ulrich von Buchhorn am Bodensee, starb vierzehn Tage vor der zeitgerechten Stunde des Gebärens. Das Kind wird herausgeschnitten und in das Fett eines frisch ausgenommenen Schweins gewickelt. („Infans excisus et arvinae porci recens crutae ubi incutesceret involutus"), um hier sich mit einer Haut zu bekleiden, und da es in kurzem als von guter Anlage anscheinend sich erweist, wird es getauft und Purchard

---

1) Harms l. c. II S. 365.

2) l. c. 25 S. 49 nach Troll, Geschichte von Winterthur und Berchtold, Geschichte von Freiburg; Vischer, Geschichte der Univ. Basel. Siehe auch Burckhardt, Geschichte der med. Fakultät. S. 13 Anmerkung. — Nach Baas (Neujahrsbl. l c. S. 69) stammt in Konstanz die erste Hebammennotiz schon von 1379.

3) Übersetzung l. c. S. 129. — Lateinischer Text der Stelle aus Goldast, l. c. S. 43. — Sprengel, l. c. S. 489.

genannt ... Es pflegten ihn aber die Brüder den Ungeborenen („ingenitum") beizunennen, und weil er unreif herausgekommen war und später nicht einmal eine Fliege ihn stach, ohne daß sein Blut hervorbrach, schonte daher auch der Schulmeister an ihm die Ruthen.

Noch ein anderer, auf eine historisch mehr oder weniger bekannte, ebenfalls aus der Bodenseegegend stammende Persönlichkeit sich beziehender Fall von Sectio caesarea in mortua wird von Sprengel, später von Siebold in seiner Geschichte der Geburtshilfe[1]) erwähnt. Es handelt sich um Gebhardus secundus, Graf von Bregenz, später Bischof von Constanz (980).

Wer den Schnitt ausführte, ob Kleriker oder Laie, erfahren wir von keinem der beiden Fälle; aber wir wissen, daß das, was hier geschah, die Befolgung eines Gesetzes war, welches schon in die Römerzeit zurückreicht. Die bekannte, in den Pandekten aufbewahrte „lex regia" des Numa Pompilius[2]) schrieb die Ausschneidung der Frucht aus dem Leibe schwanger Verstorbener vor. Dieses in vorchristlicher Zeit erlassene Gesetz ging auch auf die christliche über. Die Geistlichkeit erneuerte auf Synoden und Konzilien das Gebot der Operation und drang in Hinsicht auf die Taufe und auf die den Kindern dadurch gesicherte Seligkeit mit Strenge auf deren Durchführung.

Daß im 14. Jahrhundert auch im schweizerischen Alpenland der Kaiserschnitt an der Toten vorgenommen wurde, darauf deutet ein von Meyer-Ahrens[3]) erwähntes, höchst merkwürdiges Gesetz, welches sich in einem Landrechte,

[1]) Sprengel zitiert nach Schenck de Grafenberg: „Observationum medicarum rariorum libri VII, 4 p. 602. Ich fand ihn da S. 580 Obs. XV. Dieser zitiert, ebenso Siebold (I S. 323), C. Bruschii magni operis de omnibus Germaniae episcopatibus T. I. 8. p. 32: „Gebhardus secundus hujus nominis, comes Brigantinus, Uthonis ex Domina Dietburga filius, post mortem matris ex utero caesus." Dieses Zitat stimmt nicht genau überein mit dem bei Schenck.

[2]) Siehe Siebold, l. c. S. 134. Daselbst die diesbezügliche früheste Literatur, auch bei Sprengel schon.

[3]) l c. S. 51 nach Faßbind, Geschichte des Kantons Schwyz.

befindet, das im Jahre 1389 zu Ibach im Kanton Schwyz von der Landsgemeinde erlassen wurde. Es heißt darin: „Ein ehlichs Kind, so von siner Mutter geschnitten wird, erbt sin Vater und sin Mutter, so es Si überlebt und menschlich Gestalt hat und das Kind erben sin nächste Fründ von der väterlichen March“ usw.

Das ist das wenige, was sich von heilkünstlerischen Leistungen aus dieser fernen Zeit in schweizerischen Landen ausfindig machen läßt. Es war wie gesagt ein fötaler Zustand auf allen Gebieten. Man fing da von vorne an und blieb bei geringem Wertzuwachs lange Zeit auf tiefer Stufe stehn. Gegen Ende des 15. Jahrhunderts erst geht unter besseren Bedingungen, bei besserer Konsolidierung der flüchtigen Staatsgebilde und der Kulturhebung in toto, bei wachsender Freiheit und Vernunft, unter steter Befruchtung und Stößen von außen eine merkbare Erhöhung der Heilkunst im Sinne der Wissenschaftlichkeit vor sich, die dann deutlich im 16. Jahrhundert in Erscheinung tritt. An Basels Universität (1460!) finden wir die ersten schwachen Spuren medizinisch wissenschaftlicher Tätigkeit. Als die Naturforschung erwachte und die Buchdruckerkunst, dies gewaltige Moment im Kulturgang und der Verbreitung geistigen Lebens, an Stelle des selten geschriebenen Wortes fremdes Wissen und Können zugänglich machte, mußte auch hier das niedere ärztliche Wissensniveau sich heben.

HOSPITALGRÜNDUNGEN

DIE ERSTEN LEPROSORIEN / DIE XENODOCHIEN / HOSPIZE / KLOSTER- UND STIFTSSPITÄLER / DIE HEILIGGEIST- UND BÜRGERSPITÄLER IN DER SCHWEIZ

Im früheren schon wurde erwähnt, daß von den Klöstern humanitäre Anstalten zur Armen- und Krankenpflege ausgingen, daß sehr früh Hospitäler im Abendland als Werke des Christentums gegründet wurden. „Öffentliche Krankenanstalten als Stätten des Erbarmens hat erst das Christentum gegründet," sagt irrtümlich Haeser[1]). Tatsache ist, daß die christliche Lehre, dem hehren Beispiele ihres Stifters folgend, ihren Anhängern die Krankenpflege als eine ethische Hauptaufgabe hinstellte. Als nach Constantin die Zahl der Christen sich rasch vermehrte und zugleich auch das Elend sich vergrößerte, da reichte die Gemeindearmenpflege, die aufopfernde Tätigkeit der Diakonen und Diakonissen, nicht mehr aus, um all der Notleidenden, der Witwen und Waisen, Findlinge, Kranken und Krüppel sich anzunehmen, es bedurfte der Anstaltsversorgung. Die Urform nun aller wohltätigen Anstaltseinrichtungen war das

[1]) Haeser, Geschichte der Krankenpflege S. 13. Neuere Forschungen haben dargetan, daß lange schon vor Einführung des Christentums Krankenhäuser gebaut und Krankenhauspflege geübt wurde. Im 3. Jahrhundert vor Christus schon richtete der buddhistische König Asoka Krankenhäuser für Menschen und Tiere ein. Iwan Bloch, Byzantinische Medizin in Handbuch der Geschichte d. Medizin I S. 498. Im Vorwort zu seiner Arbeit „Krankenanstalten im griechisch-römischen Altertum" sagt Meyer-Steineg: „Die immer wieder auftauchende Meinung, daß das Krankenhaus eine spezifisch christliche Schöpfung sei, zu widerlegen und dagegen den positiven Beweis zu erbringen, daß auch das griechische und römische Altertum über Anstalten zur Unterbringung von Kranken verfügt habe, ist der Zweck der vorliegenden Arbeit." S. ferner Sudhoff, Ergebnisse und Fortschritte des Krankenhauswesens, Jena 1913, Bd. II S. 7—30.

Xenodochium (ξενοδοχεῖον), die Herberge, das Fremdenhaus, welches mit den Kirchen, den Sitzen der Bischöfe und mit den Klöstern in Verbindung gebracht wurde. Nachdem Chrodegang von Metz im Jahre 754 das sogenannte kanonische Leben der Weltgeistlichen eingeführt hatte und am Aachener Konzil von 817 diese Einrichtung allgemein verbindlich gemacht worden war, wurde festgesetzt, daß die „Kanonikatstifte“ ihr Hospital haben sollen, in welches neben Armen und Gebrechlichen auch Kranke aufgenommen werden sollen. Der Kirche fiel die Fürsorge für die Elenden und Bedrängten zu. Das Xenodochium war zugleich Armen- und Krankenhaus und verbreitete sich vom Morgenlande aus, wo im 4. Jahrhundert schon zahlreiche derartige Anstalten bestanden, ins Abendland. Die Herübernahme der Bezeichnungen Xenodochium (auch Senodochium, Sinodochium) und Nosocomium ins Lateinische, die erst später durch Hospitium und Hospitale ersetzt wurden, deutet auf diesen Ursprung hin[1]).

Wie in Frankreich — ich erinnere an die besprochene Studie von Dubreuil — in England und Deutschland, so finden wir auch bei uns überall in den Klöstern Infirmarien für die kranken Insassen. „Infirmorum cura ante omnia et super omnia adhibenda est,“ heißt es in der vorn aufgeführten Benediktinerregel aus St. Gallen. Den Klostergebäuden wurden ferner Hospize oder Hospitäler angefügt, in welchen vorbeikommende Fremde auf ihrer Wanderung beherbergt wurden, sei es, daß sie nur Gastfreundschaft in Anspruch nahmen oder durch Krankheit und Not zur Einkehr gezwungen wurden. Dem klösterlichen Vorbild entsprach das Stiftsspital, welches von der freieren Vereinigung der Kanoniker[2]) gegründet wurde. Diese geistlichen Spitäler wurden dann im Laufe der Zeit auch den Armen und Kranken der Umgebung zugänglich gemacht.

---

[1]) Uhlhorn, Die christliche Liebestätigkeit in der Kirche, S. 321.

[2]) Siehe darüber die frühere Anmerkung über Kollegiatstifte.

Wohl in die früheste Zeit gehen die Wohltätigkeitsanstalten zurück, welche dem Aussatz gewidmet waren, über dessen Auftreten im mittleren Europa die Nachrichten bis ins 4. Jahrhundert zurückgehen (Haeser). Auch in schweizerischen Landen war er lange vor den Kreuzzügen heimisch und mit emsigem Fleiß ist von verschiedenen Forschern[1]) schon den zu seiner Isolierung gebauten „Leprosorien" nachgespürt worden, sodaß ich da kaum neues zufügen kann.

Die erste sichere Kunde von mönchischer Pflege Aussätziger in der Schweiz, die mir bekannt wurde, und in andern diesbezüglichen Studien noch nicht erwähnt ist, stammt aus jener fernen Zeit des 6. Jahrhunderts, wo, wie vorn schon erzählt wurde, in der Westschweiz unter den Burgundern das Christentum sich ausgebreitet hatte und das Kloster Agaunum (St. Maurice) im Wallis als Stätte christlichen Martyriums gefeiert und zu einem Mittelpunkte glänzenden Kultus und asketischen Lebens erhoben worden war. Da erfahren wir aus einem alten Quellendenkmal[2]), daß Tranquillus, der 4. Abt dieses Klosters, die Aussätzigen gepflegt habe. Legendär, aber doch wieder auf das Vorhandensein Lepröser schon im 5. Jahrhundert hinweisend, ist die Erzählung vom hl. Romanus, der auf der Reise nach St. Maurice in der Nähe von Genf zwei Lepröse in einer Höhle getroffen, mit ihnen gegessen und geschlafen und sie geheilt habe[3]). In den „vitae sanctorum" dieser Zeit waren überhaupt Heilungen von Leprösen die

[1]) Eingehend beschäftigt sich Rudolf Virchow auch mit den ersten schweizerischen Leprosorien in seiner Arbeit „Zur Geschichte des Aussatzes und der Spitäler, besonders in Deutschland". Arch. f. Pathol. Anatomie Bd. XX, S. 1888, 1861. Am umfassendsten sind die Arbeiten von Nüscheler, Die Siechenhäuser in der Schweiz. Arch. f. Schweiz. Geschichte Bd. XV S. 182 und Bühler, Der Aussatz in der Schweiz 1902—1905.

[2]) W. Arndt, Kleine Denkmäler aus der Merowingerzeit. Vita sanctorum abbatum Agaunensium S. 20: „et in super leprosis pius addidit servire minister." Auch bei Egli, Kirchengeschichte der Schweiz S. 40.

[3]) Gelpke, Kirchengeschichte d. Schweiz S. 42; auch bei Bühler I S. 1; ferner Besson, Monasterium Acaunense S. 198.

Glanzfälle der „miracula"[1]). Schon erwähnt ist, daß im 8. Jahrhundert Abt Othmar außerhalb der Mauern des Klosters St. Gallen ein „Hospitiolum" für Aussätzige erbaute (720—759), und daß dieser tugendhafte Mann mit asketischer Selbstüberwindung und Aufopferung der Pflege dieser „ekelhaften", von der Gemeinschaft der Menschen ausgestoßenen Kranken sich hingab. Wir haben auch von Iso, dem berühmten St. Galler Mönch und Arzt, gehört, daß er Aussätzige heilte. Ferner ist uns bekannt, daß dieser von St. Gallen aus nach dem alten Kloster Grandval im bernischen Bezirk Münster versetzt wurde, um daselbst eine gelehrte Schule zu errichten. Bühler nimmt an, daß eben hier die „zweitälteste Leproserie" der Schweiz (vor 871) sich befunden habe. Weiter wurde mitgeteilt, daß Bischof Conrad von Constanz (935) draußen vor der Stadt ein Seelhaus für Pilger und Kranke errichtet und Crucelin oder Kreuzlingen genannt habe. Wir begegnen an diesem Orte frühzeitigst einem Klosterxenodochium, sowie einem Leprosorium.

Die Geschichte dieses Kreuzlinger Xenodochiums ist für den Verfasser begreiflicherweise von besonderem Interesse, zumal sie, wie wir sehen werden, eng verflochten ist mit derjenigen des Klosters Münsterlingen, das anfangs auch der Krankenpflege diente. Mit großer Genauigkeit hat schon Rud. Virchow, so wie man es an ihm gewöhnt ist, in seiner oben erwähnten Arbeit die ihm zugänglichen Quellen über den Bau dieses Spitals zusammengetragen, gesichtet und konstatiert, daß da nicht wenig Verwirrung herrscht, weil mehrere Spitäler in und um Konstanz in Frage kommen. Die Konfusion besteht heute noch. Virchow zitiert neben anderem aus Hallers Bibliothek der Schweizergeschichte ein „später nicht mehr bekanntes Buch" von H. Maurer (richtig Murer), Dekan in der Carthaus Ittingen „von Stiftung, Auf- und Zunahme des Gotteshauses St. Ulrich und Affren zu Creutzlingen". Es handelt sich da um eine der thurgauischen Kantonsbibliothek gehörige Handschrift, die ich eingesehen habe. Der genannte Verfasser stellt die Sache folgendermaßen

[1]) S. z. B. „vita sancti Severini" bei Besson l. c. S. 110.

dar: Bischof Conrad (950 heißt die Jahreszahl) habe vor der Stadt „oben am Bodensee" ein Spital gebaut, und es wird ausdrücklich betont, daß dies das St. Conradsspital gewesen sei und nicht, wie die Konstanzischen und anderen „Chronnikken" behaupten, das „Seelhaus" oder „kleiner Spital" zu Konstanz. Dieses Spital geriet dann in Zerfall, teils durch „liederligkeit" der Verwalter, teils durch Feuersbrunst, und Conrads Nachfolger Gebhard III. verlegte es „von sinem Alten platz ein stund fußwegs weiter von der Stadt Constanz am See inauff auff den platz das ehr Münsterlingen namset"[1]). In der beigegebenen Urkunde Heinrichs V. vom Jahre 1125 heißt der diesbezügliche lateinische Wortlaut: „in alium transtulit locum, quem scilicet homines terrae illius vulgari nomine Munsterlin vocant, ubi regulari ordine sanctimoniales fideliter Domino hodie famulantur."

An dem Orte, wo dieses nach Münsterlingen transferierte Spital gestanden, habe nun anno 1125 Gebhards Nachfolger Ulrich I., Graf von Dillingen, ein Kloster mit „regulierten Chorherren St. Augustini ordens" gegründet. Beigegeben sind Urkunden von Papst Honorius 1125 und von Bischof Ulrich 1127.

Die oben erwähnte Urkunde von 1125 ist nach dem Original im Thurgauischen Urkundenbuch (Bd. II S. 43) abgedruckt. In der vorangesetzten Inhaltsangabe heißt es, Bischof Conrad habe einst ein Hospitium „in der Stadt Constanz" gebaut. Später habe Gebhard III es, nachdem es in Zerfall geraten, nach „Münsterlin" versetzt. Nun gedachte Bischof Ulrich I. an dem Orte, den die Bewohner jener Gegend „Krüzlin" nennen, jenes zerfallene Hospitium zu Ehren des hl. Ulrich und der hl. Afra wieder herzustellen usw. In Anmerkung ist gesagt, „das Xenodochium Cruzelin stand aber nicht da, wo später das Kloster (jetzt Seminar) sich erhob, sondern dicht vor Konstanz am Kreuzlingertor, wo jetzt der Gasthof zur Helvetia sich befindet". Aus einer ebenda abgedruckten Urkunde (Bd. III S. 23) geht weiter hervor, daß dieses Hospitium im Jahre 1253 noch bestand und mit

---

[1]) Damit stimmt überein eine Notiz bei Mone (l. c. S. 37), bezugnehmend auf dieselbe Urkunde Heinrichs V., hier datiert vom 7. Jan. 1125 und zitiert nach Gerbert, hist. s. nigr. 3, 54.

dem Kloster Kreuzlingen verbunden war und nicht nur Arme, sondern auch Kranke beherbergte („in eodem monasterio hospitantes pauperes, debiles et infirmos“ und gleich darauf „de hospitali eiusdem monasterii inhumaniter eiecerunt“). Die Spitalinsassen hatten damals unter harter Kriegsnot zu leiden; sie wurden aus ihren Räumen hinausgejagt und diese in Pferdestallungen umgewandelt.

Nach der Sage wurde nun aber ein Kloster Münsterlingen schon im 10. Jahrhundert gegründet, und zwar durch Editha, genannt Angela, Tochter des Königs Eduard von England. Als diese ihren Bruder Gregorius, Abt von Einsiedeln, besuchen wollte, führte sie die Reise über den Bodensee. Ein Sturm trieb das Fahrzeug gegen das Schweizerufer und sie gelobte, an der Stelle, wo ihr Fuß wieder festes Land betrete, ein Heiligtum zu errichten. Das geschah oberhalb Konstanz und hier ließ sie „ein kleines Gotteshaus oder Münsterlin erbauen“[1]).

Pupikofer, dem ich hier weiter folge, legt sich nun den unklaren Zusammenhang dieser Geschehnisse folgendermaßen zurecht: Dem Bischof Conrad, meint er, konnte als Zeitgenossen Ottos I. die Errichtung einer Kapelle und eines Klösterleins in Münsterlingen nicht unbekannt bleiben; es sei vielmehr anzunehmen, daß die Königin Editha ihre der heiligen Walpurg geweihte Stiftung dem Schutze des Bischofs empfohlen habe.

Im Augustiner-Ordenshaus Kreuzlingen, wo man sich die geistliche und leibliche Verpflegung der Armen und Kranken, besonders der Pilger zur Pflicht machte, sollten nun gemäß der Ordensregel bei der Krankenpflege die Stiftsbrüder durch Schwestern gleichen Ordens unterstützt werden, sodaß sie vorzugsweise den Dienst von Krankenwärterinnen versahen. Bischof Gebhard habe nun diese Organisation dahin abgeändert, daß er die Stiftungen Kreuzlingen und Münsterlingen vereinigte „oder vielmehr einen Teil der für Kreuzlingen bestimmten Einkünfte mit den darauf haftenden Verpflichtungen auf Münsterlingen übertrug und die Schwestern von Kreuzlingen nach Münsterlingen versetzte“. Soviel über diese Klosterspitäler.

---

[1]) Pupikofer l. c. S. 324 und 329, ferner „Geschichte und Beschreibung von Münsterlingen in Thurg. Neujahrsblatt 1854“.

Nun hat aber später, nach einer „ältesten“ Urkunde von 1250 in Kreuzlingen auch ein „Sondersiechenhaus“, d. h. ein Leprosorium gestanden. Nüscheler führt es in seiner Tabelle der „schweizerischen Siechenhäuser“ auf und notiert über seine Lage: „Nördlich am Feld genannt Hiurling“, zwischen dem Galgen von Konstanz und dem Käsbache gegenüber dem Kloster K. an der Straße. Unter Rubrik „Schicksale“ ist angegeben: „1810/12 Fond mit dem Spital in Konstanz vereinigt, 1851 Gebäude verkauft.“ War dies das „Siechenhüsli“ gegenüber vom Seminar an der Straße, das sich bis zum Jahre 1920 erhalten hat und jetzt abgetragen wurde? Noch sehe ich dieses schiefgewordene, vom Alter gebeugte Häuschen mit seinen „Butzenschiben“ vor mir und besah mir auch sein Inneres, und so oft ich daran vorbei ging, schweiften meine Gedanken zurück in jene ferne Zeit, in die ich jetzt den Leser zurückversetze. Die Annahme, daß dieses Leprosorium „am Felde Hurlin“ aus dem ursprünglichen Conradispital hervorging, resp. an dessen Stelle erbaut wurde, finden wir bei den Konstanzer Geschichtsforschern Marmor[1]) und Ruppert[2]). „Wann das Spital,“ sagt letzterer, „von dem Kloster getrennt, auf das Feld ‚Hurlin‘ bei der Sandgrube am Käsbach, der jetzigen Lage des Klosters südlich gegenüber, verlegt und in ein Leprosorium verwandelt wurde, darüber fehlen genauere Nachrichten.“ Urkundlich erscheint es zum erstenmal 1259 als „leprosorium in fundo, qui Huorlin dicitur, ad monasterium nostrum iure prediali pertinenti“[3]). Das Siegel einer Urkunde von 1301 lasse in charakteristischer Weise die mittelalterliche Auffassung des Schicksals der Leprösen erkennen: es zeige im Felde ein Lamm, das ein Kreuz trägt.

Zu den ältesten Leprosorien auf dem Boden der Schweiz gehört weiter neben dem des Klosters St. Gallen ein in der Gegend von Ragaz errichtetes. Nach Nüscheler ist es 1174

[1]) Marmor, Geschichtliche Topographie der Stadt Konstanz 1860, S. 65.

[2]) Ruppert, Konstanzer Beiträge zur badischen Geschichte, 3. Heft S. 45.

[3]) Nicht ganz gleich lautet die diesbezügliche Stelle in Thurg. Urkundenbuch Bd. II S. 197, doch heißt es auch hier „fundo, qui Hurlin dicitur“. In Anmerkung ist gesagt: „Das Hörnli liegt am See zu Kreuzlingen hinter der Seeburg“. Nach einer späteren Urkunde von 1269 wird dem „hospitali et leprosis extra civitatem apud Crucelinum“ eine Schenkung gemacht. Ebenda Bd. III S. 362.

urkundlich bezeugt und lag „nordöstlich in der Ebene Malez gegen den Rhein"[1]). Wie bei Kreuzlingen, so scheint aber auch hier schon vor dem Siechenhause (zwischen 920 und 1076) ein Spital, d. h. ein Xenodochium, neben der alten Abtei Pfäfers gestanden zu haben; „Eine bey allen Abteyen gewöhnliche wohltätige Anstalt," sagt v. Arx[2]) und bemerkt weiter, dieses Haus müsse häufig besucht worden sein, wenn es wahr sei, daß viele Reisende seit der Römerzeit über Pfäfers und Vättis ihren Weg nach Bünden (resp. Italien) genommen haben. Daher der Name Porta Romana[3]).

Das wären die frühesten Nachrichten über Pflege der Aussätzigen und über die ersten urkundlich nachgewiesenen Leprosorien auf dem Boden der Schweiz. Vom 13. bis 16. Jahrhundert mehrte sich dann das Bedürfnis zur Reglementierung und Isolierung dieser Kranken ganz bedeutend. Nach Nüscheler erwähnen die Urkunden im 13. Jahrhundert deren 20 und im 14. Jahrhundert 27. Auf diese späteren Gründungen von Siechenhäusern, auf deren Organisation, rechtliche und polizeiliche Bestimmungen (Aussatzschau usw.) einzugehen, käme unnützer Wiederholung gleich. Lütolf, Meyer-Ahrens, Nüscheler und in neuester Zeit Bühler[4]) haben das gründlichst besorgt. Meine Nachforschungen über den Kampf gegen den Aussatz als Teil des ganzen schwach glimmenden, schweizerisch-medizinischen Lebens dieser Zeit sollen hauptsächlich die frühe Zeit des Mittelalters durchdringen, und dabei ließ sich, wie schon gesagt, konstatieren, daß auch bei uns die Klöster es waren, die zuerst der verstoßenen „veldsiechen", sich annahmen und ihnen Wohn- und Pflegestätten bereiteten. Viel später erst wurden Leprosorien durch

[1]) Virchow l. c. erwähnt dieses Leprosorium St. Christophori ebenfalls unter Berufung auf Kaiser, Die Heilquellen zu Pfäfers. Chur. 1833 S. 10. Letzterer Autor zitiert als Quelle der Urkunde von 1174 den Chronisten Suiter und die Urkundensammlung von F. Eggers. Ich habe das nicht zurückverfolgt.

[2]) l. c. S. 221.

[3]) Das stimmt nicht ganz mit der Darstellung von Waldburger, Ragaz-Pfäfers S. 111.

[4]) Bühler, Der Aussatz in der Schweiz.

die Gemeinden gegründet. Lange Zeit noch blieb das Recht, die mit dem Aussatz behafteten oder desselben verdächtigen Personen zu beschauen und ihr Urteil darüber abzugeben, in geistlichen Händen. Dazu hatten sie ja ihre Klerikerärzte. Im Bistum Konstanz z. B. stand diese Befugnis bis zu Anfang des 15. Jahrhunderts eben dem Augustiner-Chorherrenstift Kreuzlingen zu[1]) und Baas vermutet, daß das eigenartig lange Festhalten des Bischofs an diesem Rechte durch ein „fiskalisches Interesse" bedingt war, indem der Kirche dabei durch die Schaugebühren eine ziemliche Geldsumme zufloß. Im Jahre 1373 erlaubte der Bischof von Lausanne, daß die Untersuchung des Aussatzes in Freiburg durch die weltliche Obrigkeit geschehe. In den Bistümern Lausanne und Genf gehörten auch die Vorsteher der Siechenhäuser lange Zeit dem geistlichen Stande an (Nüscheler).

Wir wollen jetzt, im Rahmen dieser Arbeit uns weiterbewegend, abermals in die frühen Zeiten des Mittelalters uns zurückversetzen und etwas von jenen schon erwähnten wohltätigen „Hospizen" berichten, welche wieder im Zusammenhang mit Kirchen und Klöstern auch in der Schweiz als Zufluchtsstätten verirrter oder verunglückter Wanderer und Pilger in unwirtlichen Gegenden, hauptsächlich an den von Sturm und Wetter umtobten Bergpässen errichtet wurden und natürlich auch Kranke und Verunglückte pflegten. Man muß sich vergegenwärtigen, in welcher Menge zu der Zeit, da der kirchliche Geist mächtig die Gemüter zu bewegen anfing, die Frommen des Abendlandes nach Jerusalem pilgerten, um die Stadt „der höchsten Gnade" zu sehen und schwere Sünden zu büßen. Im 11. Jahrhundert zogen Scharen, manchmal kleine Heereszüge dahin, heißt es in einer Weltgeschichte. Über die Alpenpässe pilgerten aber nicht

[1]) Eine Urkunde des Bischofs Burkard von 1390 bestätigt den Pflegern des Siechenhauses Kreuzlingen, daß ihrer Anstalt seit unvordenklichen Zeiten das Recht zustehe, alle des Aussatzes verdächtigen Personen in der ganzen Diözese Konstanz zu untersuchen. Ruppert l. c. S. 46.

nur Rom- und Jerusalemfahrer, sondern auch Kaufleute, sie wurden zu Welthandelsstraßen.

Beim Auffinden und Zusammenstellen der Urkunden, welche über diese Hospize im Bereiche der Schweiz uns Nachricht geben, hat die schon zitierte treffliche historisch-medizinische Studie aus Graubünden von Dr. Lorenz vorgearbeitet. Das „älteste, geschichtlich unbezweifelte eigentliche Xenodochium“ in Bünden finden wir nach dieser Quelle auf dem den Verkehr nach Italien hauptsächlich vermittelnden, durchs Bergell an den Comersee führenden Septimerpaß in dem Xenodochium St. Petri, und die erste Urkunde, welche dieses „senodochium sancti petri“ nennt, stammt aus dem Jahre 825[1]). Später wird es noch wiederholt erwähnt, so im Jahre 1120, in welchem Bischof Guido von Chur das „Hospiz auf dem Septimerberge“ von neuem erbaute, und in einer Urkunde von 1209, laut welcher unter anderem die „familia hospitalis montis Septimi“, d. h. die Leute und das Gesinde des Hospizes, von jeder Abgabe befreit werden[2]). Ein anderes Hospiz befand sich nach Lorenz von Mitte des 12. Jahrhunderts ab in Churwalden[3]) an der Straße, die von Chur über Lenzerheide nach dem Septimer führte. Auf dem Lukmanier entstand ein solches im 14. Jahrhundert[4]). Solche christliche Hospizien, die mehr unter den Begriff Herberge als unter den des Krankenhauses fallen, gab es noch in vielen andern Gebirgsgegenden der Schweiz. So fand der fromme Pilger und fahrende Kaufmann auch im Rhonetal vom Leman bis hinauf zur Simplonhöhe und auf dem großen St. Bernhard derartige Refugien, welche für die Bedürfnisse des müden Wanderers

[1]) Die Urkunde findet sich in v. Mohr, Codex diplomaticus Bd. I S. 32.

[2]) Ebenda S. 243.

[3]) Nach Urkunde von 1311 soll hier ein Kloster samt Spital gestanden haben. Eblin, Verfassung d. Ges. der Ärzte des Kantons Graubünden; die Angabe entstammt v. Sprechers Chronik.

[4]) Über die Bündnerhospize handelt weiter ein Vortrag von G. Mayer im „Bündner Tagblatt“ 1906, Nr. 286 u. ff. — Bis zum 12. Jahrhundert waren nur zwei Schweizerpässe viel begangen, der Septimer und der große St. Bernhard; später kam dann die Gotthardstraße dazu.

liebevoll Sorge trugen und auch Kranke pflegten. Auf dem großen und kleinen Bernhard erhoben sich ganz zu Anfang des 11. Jahrhunderts zwei vom hl. Bernhard gegründete, später weitberühmte Hospize, und am Fuße des Berges soll in dem kleinen Dörflein Bourg-St. Pierre schon zu Zeiten Karls des Großen eine Pilgerherberge gestanden haben. Die zum Orden des hl. Augustin gehörenden Mönche von St. Bernhard hatten im Bereiche der Diözese Lausanne noch eine ganze Reihe von Hospizen und auch eigentlichen Spitälern unter sich, die schon vom Jahre 1228 her datieren, so in Lausanne das Spital „avec l'église de St. Jean Baptiste", ferner solche in Vevey, Moudon la Tour, sowie ein Hospital in Freiburg[1]). Weiter befanden sich in dieser Diözese im XIII. Jahrhundert noch zahlreiche Klöster verschiedener Orden mit „infirmeries".

Die bedeutendsten waren in dem uns schon bekannten Romainmôtier, sodann in Payerne, Haut-Crêt, Lutry, ferner die Hospize von La Vuachère, du Jorat und andere mehr[2]). Die Entstehung des Hospital von „Sainte Marie" in Lausanne soll schon in eben jene frühe Zeit von 816 hinaufreichen[3]), als die vorn erwähnte Regel des heil. Chrodegang den Bischöfen vorschrieb, Armenspitäler zu errichten. Sehr früh hatten einzelne Waadtländerstädtchen ihre Spitäler. So wurde gegen Mitte des 11. Jahrhunderts in Orbe ein der heil. Maria gewidmetes Spital samt Kirche gebaut („Capella et hospitale de Urba"). Anfangs besorgten Priester von Romainmôtier die Kranken und Armen sowie auch die Ökonomie, später wurde von der Stadt ein „recteur laique" ernannt[4]), also der im nachfolgenden besprochene Übergang von der kirchlichen zur weltlichen Verwaltung. Auch das Städtchen Yverdon bekam sehr früh sein Armen- und Krankenhaus.

[1]) Burgener, Der heil. Bernhard von Menthon. Schmidt, Notices sur les couvents du diöcèse de Lausanne. Mém. de Fribourg II p. 204.

[2]) Dictionnaire historique du canton de Vaud. I. Bd. Art. hôpitaux p. 837. Morax, Statistique médicale du Canton de Vaud.

[3]) Dupraz, La Cathédrale de Lausanne p. 381. Reymond, l'hôpital du saint Esprit à Lausanne. Zeitschr. f. schw. Kirchengeschichte, VIII. Jahrg. S. 231.

[4]) Gingins-La-Sarra, Histoire de la Ville d'Orbe dans le moyen-âge 1855, p.25.

Es soll aus der Zeit der Kreuzzüge stammen und war ebenfalls der heil. Maria gewidmet. („Hospitale pauperum beatae Mariae Virginis Yverduni")[1]).

Zu diesen kirchlichen Gründungen kam zur Kreuzzugszeit die Errichtung von Hospizen und Spitälern durch die in der Schweiz niedergelassenen Ordensritter. Auf dem Simplon und zu dessen Fuße in Salgesch gründete 1235 der Johanniterorden ein Hospiz und 1228 bestand am Wege zwischen Orbe und Chavornay ein Hospital der Johanniter, abhängig von der Commanderie in La Chaux. Wir kommen darauf und auf die Spitalgründungen dieses Ordens in andern Gegenden der Schweiz in einem diesem speziell gewidmeten Abschnitt zurück.

Der Humanitätsgedanke des Christentums wurde durch die Kirche mit ihrem unermeßlichen Einfluß auf die Gemüter in allen Gebieten der Schweiz realisiert. Die Gläubigen wurden angehalten, zu ihrem Seelenheil den Dürftigen die Liebestaten zu erweisen, die der Heiland geboten hatte. Die Kleriker wiesen den Laien den Weg und gaben das Beispiel. Stiftungen und Vergabungen folgten in unzählbarer Menge, und überall entstanden Wohlfahrtseinrichtungen für Arme und Kranke. Spital auf Spital erhob sich im 13. und 14. Jahrhundert. Wir wollen sie nur zum Teil aufführen, es wiederholt sich ja immer dasselbe, nur unter anderem Namen und in etwas anderem Gewande. Analogieschlüsse sind bei diesen zahlreichen Vergleichsobjekten in weitem Maße erlaubt.

Klösterliche Stiftungen, ans Monasterium gebunden, waren im 13. Jahrhundert noch die alten Basler Spitäler von St. Alban und St. Leonhard; das Spital der Dürftigen (Hospitale pauperum) ist unbekannten Ursprungs[2]). Auch dem Kloster Allerheiligen in Schaffhausen war bei seiner Entstehung schon ein „siechhus" angebaut worden. In Genf entstanden im 13. Jahrhundert die Spitäler

[1]) Crottet, Histoire d'Yverdon p. 113.

[2]) Fechter, Basels Anstalten zur Unterstützung der Armen und Kranken während des Mittelalters. Beitr. z. vaterländischen Geschichte Bd. IV S. 381.

Notre-Dame du Pont du Rhône (besteht schon 1236) und du Bourg de Fer[1]).

Auch kleine Städtchen bekamen, wie wir vorn schon von Orbe und Yverdon hörten, ihr Hospitale: In der Ostschweiz das Kyburger Städtchen Diessenhofen (Diezenhovin) zu einerZeit (1246), wo steinerne Häuser („domus lapidea") noch besonders erwähnt werden[2]). In Bischofszell stiftete 1396 Bischof Heinrich von Konstanz ein solches für Arme und Kranke[3]). Dem Chorherrenstift Solothurn wurde 1347 ein Krankenhaus angegliedert[4]). In Zofingen gründete schon 1198 Berchtold IV. (?), Reichsvogt im Aargau, ein Spital, das anfangs nur Pilgern, später auch Witwen, Waisen und Kranken diente[5]). Gegen Mitte des XIV. Jahrhunderts ließ die nach Ermordung König Albrechts im Kloster Königsfelden wohnende Königin Agnes im nahen Baden ein Spital bauen, stattete es mit Gütern aus und erließ die Verwaltung betreffende Anordnungen (1354)[6]).

Wir haben weiter schon gehört, daß außer den für die Leprösen gebauten Isolierhäusern im 9. und 10. Jahrhundert in St. Gallen, Pfäfers und Kreuzlingen den Klöstern Spitäler angegliedert wurden, und von St. Gallen ist uns auch etwas von der Einrichtung, Organisation und den medizinischen Leistungen des Klosterkrankenhauses bekannt geworden.

Kehren wir jetzt zur Abtei St. Gallen zurück und verfolgen

---

[1]) Galiffe, Genève historique I S. 218.

[2]) Fontes rerum Bernens., Bd. IV S. 310.

[3]) Meyer-Ahrens nach Pupikofer l. c. I. Urkunden S. 101—102. Ich finde l. c. Bd. I S. 727 das Jahr 1369 angegeben.

[4]) Kottmann, Geschichte des Medizinalwesens im Kanton Solothurn 1820 und Amiet, Das St. Ursus-Pfarrstift 1864, S. 26.

[5]) Historische Notizen von Zofingen 1825, Seite 6. Chronik der Stadt Zofingen Bd. I S. 72. Meyer-Ahrens l. c. S. 54. Das war wohl derselbe Berchtold, der das Zürcher Heil.-Geistspital gründete? Siehe später. Nach der Zofinger Chronik war das Wappen des Spitals dasselbe, welches Papst Innozenz III. dem Orden des hl. Geistes gegeben hat, nämlich „eine Taube mit einem Nimbus (d. h. Heiligenschein) um den Kopf", also wohl auch ein „Heilig Geist-Spital", wie das in Zürich und Freiburg im Breisgau? Nach Dr. Hans Herzog, Staatsarchivar, ist die älteste Urkunde über dieses Spital von 1288. Darin ist erwähnt „Bruder Walther der Spitalmeister", nach Merz, Stadtrecht v. Zofingen p. 40/41.

[6]) Die Urkunden des Stadtarchivs Baden im Aargau von E. Welti Bd. I S. 52.

wir ihre Geschichte im 11. Jahrhundert und weiter, so erfahren wir, daß sich hier zu dieser Zeit des grimmigen Kampfes zwischen Papsttum und Kaisertum ein stark weltlicher Umschwung vollzog. Es begannen die Klosterbewohner, nachdem ihnen der Begriff der „apostolischen Armut" längst abhanden gekommen und das Ideal der Weltflucht verflogen war, in der Kutte die Sitten und Lebensart des damaligen Adels anzunehmen, der Geist der „ecclesia militans" kam über sie. Von Rittergeist beseelt, suchten sie ihre und des Klosters Ehre nicht mehr wie ehedem in vielen Kenntnissen, in strenger Beobachtung der Regel und Ausübung der Frömmigkeit, sondern setzten alles auf kriegerischen Mut, auf Waffen und große Kriegerscharen. Die Mönche entledigten sich der strengen Bürden ihres Standes und übertrugen die Last auf andere. Um nicht mehr studieren und lehren zu müssen, errichteten sie eine Lehrpfründe und besetzten sie mit Fremden, und um der Seelsorge enthoben zu sein, stellten sie Vikare an. So v. Arx, dem wir hier folgen. Daß aber trotz alledem die Abtei nicht ganz und zu allen Zeiten aufhörte, eine Pflegestätte der Wissenschaft zu sein, sagt uns der Chronist Conrad de Fabaria in seiner „Continuatio Casuum sancti Galli". Da lesen wir[1]), daß man unter dem Abte Ulrich VI. (1204 bis 1220) im Kloster nicht nur die regula Benedicti streng befolgte, sondern auch dem Studium des Plato, Sokrates, Aristoteles, Boetius und des Hippokrates sich emsig hingab.

Im weitern berichtet nun aber v. Arx, und das muß uns hier besonders interessieren, daß die St. Galler Mönche angefangen haben, den Spitalkrankendienst abzuschaufeln. Um nicht mehr im Klosterspitale sich mit Reisenden und Kranken abgeben zu müssen, nahmen sie zur Besorgung desselben Laienbrüder („fratres de Hospitali conversi") auf[2]). Damit ist ein Anfang gemacht zu der all-

[1]) Mitteilungen zur vaterländischen Geschichte (Histor. Verein St. Gallen). H. XVII S. 137.

[2]) v. Arx l. c. S. 325 zitiert Cod. Trad. (St. Galli) p. 465 und 469. In Traditio S. 465 ist, wie ich gesehen, der Ausdruck „conversis in Hospitali".

mählichen Übergabe der Krankenpflege an Laienhände. Diese „Fratres de Hospitali Conversi“ sollen, wie v. Arx weiter ausführt[1]), durch den Abt Wilhelm von Hirschau um das Jahr 1060 „ersonnen“ worden sein und sie haben sich „in Besorgung der Spitäler sehr emsig gefunden“.

Wir werden sehen, daß in der Zeit des immer mehr hervortretenden Laientums und der Entfaltung des Städtewesens Krankenhäuser durch wohltätige Stifter und den Gemeinsinn der Bürgerschaft errichtet wurden. Einen Hauptimpuls dazu gab aber lange noch die allmächtige, allen Stürmen und Krisen trotzende, mit der Welt tausendfach verflochtene Kirche. Das Bürgertum war ja herangewachsen unter der Herrschaft des kirchlichen Gedankens und ließ nicht von ihm ab. Papst Innocenz III. (1198—1216) war es — die Gestalten der großen Hierarchen tauchen vor uns auf — der beim Bau von Heiliggeistspitälern im ganzen Bereiche seiner Macht offenbar nicht nur von Humanität sich leiten ließ, sondern auch auf diesem Wege seine Weltherrschaft befestigen wollte. Auch das gehörte zu den tausend Fäden des Netzes, welche in Rom zusammenliefen, auch das war ein „instrumentum imperii“.

Innocenz hatte in Rom das uralte Hospital San Spirito neugebaut, übergab es den Hospitalbrüdern vom Orden des heiligen Geistes und machte es zum Muster für die übrigen Krankenhäuser, denen er eine besondere Organisation schuf, die in Rom ihr Zentrum hatte[2]). Nicht etwa alle in den meisten Ländern der Christenheit verbreiteten Spitäler aber, die dem heil. Geist geweiht waren, wurden durch den

---

[1]) v. Arx zitiert Trithemius, Annal. Hirsaug. tom I p. 229. Es heißt daselbst von diesen fratres: „Isti etiam in hospitali serviebant pauperibus et infirmis et quidquid operis necessarii eis fuisset injunctum, hilariter adinplebant“. — Diese nach italienischem Muster eingeführten Laienbrüder besorgten nicht etwa nur den Krankendienst, sondern verrichteten alle möglichen wirtschaftlichen Arbeiten. Es waren die „bärtigen Brüder“, die wir jetzt noch in unsern Mönchsklöstern an der Arbeit finden.

[2]) Becker, Geschichte der Krankenhäuser in Handbuch Neuburger-Pagel III S. 1026. Altertum und Mittelalter sind sehr stiefmütterlich behandelt.

Orden der hl. Geistbrüder, von dem wir später mehr hören werden, verwaltet; bei sehr vielen handelte es sich da nur um eine Dedikation. Man weihte die Gotteshäuser dem heiligen Geiste, als dem Tröster der Armen und Kranken.

Heiliggeistspitälern begegnen wir nun frühzeitig auch in der Schweiz, und eines der ersten wurde in Zürich durch einen Herzog von Zähringen (Berchtold IV.?) gegründet. Es wird dies im Jahre 1207 in einer Urkunde von eben dem Papst Innocenz III. an den Prior und die fratres hospitalis „de Thuregum" bestätigt[1]). Zugleich wird bestimmt, daß das Spital jährlich für erteilte Protektion als Schirmgeld einen Goldgulden („Aureum unum") an Rom zu entrichten habe, wohl ein Beweis für das oben betonte Abhängigkeitsverhältnis vom römischen Zentrum. Andrerseits war dieser apostolische Schutz in diesen wilden Zeiten des unaufhörlichen Schwertgeklirrs das beste Mittel, um solche Wohlfahrtshäuser vor räuberischen Eingriffen zu bewahren. Wir haben ja vorn gehört, wie das Kreuzlinger Klosterspital von wilden Horden überfallen wurde, wie die Kranken aus ihren Räumen hinausgejagt und diese in Pferdeställe umgewandelt wurden. In späteren Zürcher Urkunden, so in einer solchen von 1262[2]) fand ich das Hospitale pauperum „intra muros" unterschieden von den „pauperibus in Sila", d. h. von den dort in einem Leprosorium untergebrachten „armen luten" (Siechenhaus

---

[1]) S. Neujahrsblatt der Zürcher Hilfsgesellschaft 1831 S. 2, dann auch bei Virchow l. c. Bd. XX S. 194. Die Urkunde findet sich in Schoepflin, Historia Zaringo-Badensis T. V S. 131, woselbst ich sie einsah, ferner im Zürcher Urkundenbuch Bd. I, S. 240. In einer Anmerkung wird hier auf die Lückenhaftigkeit der Urkunde aufmerksam gemacht und die Möglichkeit in Betracht gezogen, daß prior et fratres hospitalis ebensogut ein Johanniter- oder Deutschordenshaus bezeichnen können. Ich halte es für wahrscheinlich, daß hier fratres vom Orden des heil. Geistes gemeint sind, die das Spital bedienten. Baas kommt in seiner oft zitierten Studie ebenfalls auf dieses Zürcher Spital zu sprechen und nimmt an, Berchtold V. sei der Gründer gewesen, d. h. derselbe Herzog von Zähringen, der ungefähr zur gleichen Zeit auch das heil. Geistspital zu Freiburg im Breisgau gestiftet habe.

[2]) v. Wyß, Geschichte der Abtei Zürich. S. 170. Urkundenbuch d. Stadt Zürich Bd. IV S. 30.

St. Jakob an der Sihl). In einer Stiftung von 1293 wird den „durftigon des Spitals des heiligen Geistes“ eine jährliche Mahlzeit gespendet[1]).

Bald nach Zürich, im Jahre 1228, wurde auch in der Stadt St. Gallen, die sich allmählich an die Abtei angegliedert hatte, ein Heiliggeistspital gegründet, und zwar wieder als wohltätige Stiftung durch den St. Galler Bürger Ulrich Blarer und den Truchseß Ulrich von Singenberg[2]). Ins 13. Jahrhundert fällt weiter die Gründung der Heiliggeistspitäler in Bern (Konvent des Spitals zum heiligen Geist 1233)[3]), in Lausanne (1282?) und Neuchâtel (zirka 1231), welche, wie wir später hören werden, dem Orden der Hospitaliers du Saint Esprit zugehörten. Auch in Schaffhausen[4]) (1253?), Luzern[5]) (1285) und Rapperswyl[6]) finden wir solche. Im 14. Jahrhundert folgten dann Heiliggeistspitäler in Winterthur (1306)[7]) und Chur (1386)[8]). Es stimmt wieder mit dem oben von der machtorganisierenden und zentralisierenden Kirche Gesagten überein,

---

[1]) Urkundenbuch d. Stadt Zürich Bd. VI S. 203.

[2]) v. Arx l. c. S. 459. Die Urkunde in extenso bei Wartmann, Urkundenbuch III S. 78. Es ist darin bemerkt: „hospitale in honore sancte et individue trinitatis construendum ad infirmorum custodiam et pauperum solatium mente concipientes.“ Nach Baas, fußend auf Bucelinus, hat ein Ulrich Blarer, Konstanzer Bürger, auch das Konstanzer Heiliggeistspital mit begründet (1220). War das derselbe?

Zu den ältesten Heiliggeistspitälern gehören die zu Wien und Frankfurt. Das Wiener soll 1208 gegründet sein, also ungefähr zur gleichen Zeit wie das Zürcher. Im Heiliggeistspital zu Montpellier wurde schon zu Anfang des 13. Jahrhunderts die operative Chirurgie durch Willehalm von Bourg eingeführt. Meyer-Steineg-Sudhoff l. c. S. 217.

[3]) Meßmer, Das Bürgerspital von Bern S. 48. Fontes rer. Bern. II S. 136.

[4]) Nüscheler, Die Gotteshäuser der Schweiz S. 491. Ruegers Chronik I S. 322.

[5]) Schneller, Die Gründung des Bürgerspitals in Luzern. Geschichtsfreund XXII S. 20, Urkunden Bd. VII S. 68.

[6]) Helbling, Das Heiliggeistspital in Rapperswyl.

[7]) Hauser, Das Spital in Winterthur. Jahrbuch für Schweizerische Geschichte Bd. 37 S. 57.

[8]) Lorenz l. c.

wenn wir in einer Quelle[1]) lesen, es sei im Jahre 1475 dieses Churer Heiliggeistspital demjenigen zu Rom „incorporiert" worden.

Von manchen dieser Spitäler gibt es ganze Lebensbeschreibungen ab ovo, die von ortsgeschichtlichem Interesse sind. Uns interessieren auch da die gemeinsamen Züge der Genesis, die waltenden Ideen und treibenden Kräfte, die Zusammenhänge mit den allgemein-historischen Vorgängen. Das Schicksal des Rapperswyler Spitales illustriert neben anderem, wie auch auf diesem kleinen Gebiete des Kulturgeschehens der Zufall in der Entwicklung seine Rolle spielt: Die Grafen von Rapperswyl hatten beim Bau der Stadt ein Spital gegründet, welches 1350 abbrannte. Als dann 1351 Herzog Albrecht von Österreich mit seinem Kriegsvolk gegen Zürich zog, soll sein Zelt auf der Brandstätte dieses ehemaligen Spitals aufgeschlagen worden sein. Als man ihm auf seine Frage sagte, was für ein Haus allda gestanden, ließ er das Spital auf seine Kosten neu bauen und verlegte es intra muros, nachdem es vorher außer der Mauern am See gestanden. (Siehe darüber spätere Notiz.)

Lag, wie das Bisherige lehrt, in den frühen Spitalgründungen kirchliche Initiative und kirchliches System, handelte es sich dabei um rein geistliche Institute, so war dies bei den späteren städtischen Spitälern nur zum Teil oder gar nicht mehr der Fall. Bürgertum und Adel wetteiferten jetzt in der Ausübung von Werken der Menschenliebe mit der Kirche. Die Obrigkeit fing an, sich der Armen- und Krankenpflege anzunehmen, und die Kirche verlor in den Städten den Vorzug, dies allein zu tun. Mehr und mehr ging, wie wir später sehen werden, die Verwaltung der Spitäler in Laienhände über. Es entstanden im 14. Jahrhundert die Bürgerspitäler. Dabei wurden die alten kirchlichen Häuser übernommen oder neue gebaut. („Altes und neues Spital.") Vom Winterthurer Heiliggeist-

[1]) Ebenda: Siehe auch Jecklin, „Organisation der Churer Gemeindeverwaltung", S. 26 nach einem Vortrag von Merz. Nach diesen Quellen wurde das Rathaus in ein Spital umgewandelt. 1154 soll schon bei der Martinskirche ein Hospitale gestanden haben. Das Heiliggeistspital wurde mit vereinten geistlichen und bürgerlichen Kräften gegründet. Für den Fond veranstaltete der Bischof eine Kollekte.

spital betont Hauser, daß es seine Entstehung der Opferwilligkeit und dem Gemeinsinn der Bürger verdankte. Bald kamen auch andere kantonale Hauptstädte zu ihren Bürgerspitälern; Meyer-Ahrens berichtet schon von solchen. Er nennt unter anderen nach Kottman das schon erwähnte, mit dem Chorherrenstift in Solothurn (1337) verbundene Armenspital, welches im Jahre 1350 mit einem Krankenhaus vereinigt wurde, das der Bürgerschaft gehörte. 1307 schon legt die Bürgerschaft von Bern den Grund zu ihrem „niederen Spital" bei den Stadtmühlen[1]).

Neben den Hospizen wären jene andern wohltätigen Anstalten noch zu nennen, die als Kinder ihrer Zeit im 14. Jahrhundert in vielen Schweizerstädten, so in Zürich, Bern, Basel, Schaffhausen, behufs Aufnahme fremder Pilger und Wallfahrer gegründet wurden. Es sind die Elenden-, d. h. Fremdenherbergen, die Pilgerheime, „Seelhäuser", die mit Krankendienst und Medizin nichts zu tun haben, sondern den Pilgern unsere jetzigen Gasthäuser ersetzten.

Was erfahren wir nun über die inneren Verhältnisse, über Organisation, Verwaltung, Krankenpflege, ärztliche Behandlung in diesen Hospitälern? Wie dies nach den früheren Mitteilungen bei den uralten Xenodochien der Fall war, so finden wir, daß fast alle Spitäler, auch die städtischen, ursprünglich nicht nur Pflegestätten für Kranke, sondern auch Obdache für Arme (Hospitale pauperum), Asyle für Pfründer, Herbergen für Pilger waren. So war z. B. das oben genannte früheste Rapperswyler Spital außer der Stadt am See gelegen und nahm nicht nur „Bresthafte und Gebrechliche", sowie Pfründer auf, sondern auch Wallfahrer. Dasselbe traf bei dem Luzerner Heiliggeistspital zu, welches eine Zufluchtsetappe auf dem Wege zum Gotthardpaß bildete. In einer späteren Urkunde von 1417 heißt es, daß dieses Spital der nötigen Fonds ermangle, um

[1]) Fontes rerum Bernens. Bd. IV S. 310.

„Reisende, Wallfahrer und andere verlassene Arme, Schwache und Kranke" unterzubringen. Im Zürcher Heiliggeistspital wurden ebenfalls Pfründer („Hausbrüder") und Dürftige, d. h. Bresthafte untergebracht. Nach Ratserkenntnis von 1323 durften von letzterer Klasse aber nur die Allernotdürftigsten aufgenommen werden; „arme lüte, die so krank und siech an ihr libe sint, daß sy das Almusen nit gesuchen mögen"[1]). Eine offenbar wegen der Raumbeschränkung gemachte harte Bestimmung. Sie will nach dem Autor im Zürcher Neujahrsblatt sagen, daß wer immer noch, wie elend und gebrechlich er auch sein mochte, sich auf der Straße oder vor den Kirchtüren herumschleppen konnte, um dort das Almosen zu suchen[2]), dem war die Aufnahme verschlossen.

Aber nicht nur Armen- und Krankenhaus, auch Gebärhaus, Wöchnerinnenheim und Findelanstalt konnte das Hospitale, diese noch wenig differenzierte Sammelstation der Wohltätigkeit, sein. Nach einem lateinischen Bettelbrief von anno 1389 wurden im Hospitale sancti spiritus zu Schaffhausen anfangs nur Kindbetterinnen und Wöchnerinnen („mulieres ante partum, in partu et post partum"), sowie Findelkinder („pueri inventi", „fundelli, fundeni kint") aufgenommen[3]). Eine Unterscheidung von Armen- und Krankenspital („Hospitale pauperum und infirmorum"), welche nach Hauser in größeren Städten gemacht wurde, finde ich zu dieser Zeit in der Schweiz nicht.

[1]) Neujahrsbl. d. Hilfsges. 1831 l. c. S. 4. Urkundenbuch der Stadt Zürich Bd. X S. 226.

[2]) Es war mit der Armenfürsorge im 14. Jahrhundert in Zürich schlimm bestellt. Der Rat verordnete zwar laut Urkunde von 1322 aus dem Stadtsäckel eine Spende, aber die reichte nicht weit, und die Leute mußten selbst sehen, wie sie das Leben fristeten. So lagerten sie sich denn auf öffentlichen Plätzen vor den Kirchen und Klöstern, um Almosen zu betteln. Ein beliebter Sammelplatz war die gedeckte Vorhalle vor dem Helmhaus. Neujahrsbl. d. Hilfsges. 1838 S. 2.

[3]) Ruegers Chronik l. c. S. 325. Im Schaffhauser Stadtbuch aus dem XIV. Jahrhundert ist (S. 211) ein Passus, der handelt „vmb du fundelli die der Spitâl züket". Darin die Worte: „Dis ist darymb beschehen Daz man jn dem Spitâl dest gerner armi vnd fundeni Kint jn neme vnd ziehe."

Als Leitungs- und Verwaltungsorgane finden wir überall Spitalmeister angestellt. Wir trafen, wie früher erwähnt ist, im Kloster Reichenau im 12. Jahrhundert schon den „hospitalarius" und „infirmarius". Über diesen stehen die den Betrieb und die Ökonomie (Vermögensverwaltung) überwachenden Spitalpfleger (procuratores); Männer aus der Bürgerschaft oder dem Rate. In Bern sind (1377) „obere spittalherren"[1]), in Schaffhausen „oberpfleger" genannt, zum Teil Herren vom alten Adel, die mit dieser Funktion[2]), wie der Chronist Rueger sagt, „den Himmel verdienen wollten". Der Geist der Mildtätigkeit, der die Finsternis des Mittelalters erhellt, hatte seine Wurzeln in der kirchlichen Lehre vom seligmachenden Verdienste guter Werke, und nicht nur reine Menschenliebe war die Triebfeder. Neben der ἀγαπή, zu der das Evangelium aufrief, beherrschte diese Gemüter das Motiv der Sündentilgung und der metaphysisch-egoistische Wunsch nach Belohnung im Jenseits, so wie wir bei jenen frühen asketischen Klosteräbten ihn getroffen haben, die, um himmlische Gnade, Erlösung und Seligkeit zu erlangen, die Geschwüre der Aussätzigen verbanden. — Der Spitalmeister wurde in Luzern (1319) vom Propste des Benediktinerklosters und dem Rate eingesetzt, also von Kirche und Staat gemeinsam. Die Verquickung der beiden Potenzen kommt hier noch zum Ausdruck; später haben wir dann die reinliche Scheidung. Vom Winterthurer Spital heißt es bei Hauser ausdrücklich: „Da der Spital eine Stiftung der Bürgerschaft war, so war auch die Verwaltung bürgerlich." Die Anstalt stand unter der weltlichen Obrigkeit und Gerichtsbarkeit und genoß alle Rechte und Freiheiten der Stadt.

Wir sehen also hier den teilweisen oder vollständigen Übergang dieser Wohltätigkeitsanstalten von der Kirche an den Staat. Die früher wiederholt betonte Emanzipation von der kirchlichen Bevormundung, die zunehmende Herrschaft

---

[1]) Welti l. c. I S. 113.

[2]) Im Schaffhauser Stadtbuch (XIV. Jahrh.) ist (S. 210) eine Verordnung „Vmb des Spitâles phlegnüst wer sin pflegen sol".

städtischen Bürgertums und der Laienkultur macht sich auch auf diesem Gebiete bemerkbar. Bezeichnend ist, daß da auch die Zünfte mit ihrem großen Einfluß auf die Stadtverwaltung Rechte geltend machen und mit dem Spital Vereinbarungen treffen. Im Jahre 1347 erwirbt die Gesellschaft der Steinmetzen in Bern das Recht auf Unterhalt eines Kranken („ein pfrund und eine bettstatt") im „niedern Spital" nach Einzahlung von „fünfzehen Pfund guter pfennig"[1]), und vorher schon (1342) werden in demselben Spital „der burger von Bern" den Fischern und ihren Gesellen als Entgelt für ein gemachtes „almusen" 2 „bettstaetten", gezeichnet „mit ihrem Zeichen", eingeräumt[2]). Vielfach wurden den Spitälern Vergünstigungen, ja rechtliche Bevorzugung zuteil. Im Jahre 1340 verleihen Schultheiß und Rat der Stadt Bern dem „Neuen Spital" das Vorrecht, daß niemand in demselben gepfändet oder vor fremdes Gericht gezogen werden soll[3]), und im Jahre 1354 erteilt Herzog Albrecht dem Spital zu Baden Steuerfreiheit und Bürgerrecht[4]).

Zu dem obengenannten Spitalverwaltungspersonal kamen dann später noch andere Funktionäre hinzu, so bestellte in Zürich der Rat einen Schreiber, eine Köchin und eine „Siechmutter". Daß der seelsorgende Priester (Errichtung von Spitalkaplaneien und Kapelle samt „Kilchhof") nicht fehlte, ist selbstverständlich. Ebenso ist selbstverständlich, daß so wie heute die Geistlichen Kranke zu Stadt und Land in ihren Wohnungen aufsuchten[5]).

Mit den Krankenräumen muß es anfangs in diesen städtischen Spitälern (von den Klosterinfirmerien ist im 1. Abschnitt die Rede) recht primitiv bestellt gewesen sein. In

[1]) Fontes rerum Bernensium Bd. VII S. 268.

[2]) Ebenda VI S. 671.

[3]) Ebenda Bd. VII S. 268.

[4]) Urkunden des Stadtarchivs Baden I S. 37.

[5]) In einer Urkunde von 1217 ist bemerkt, Papst Honorius III habe der Kirche St. Leonhard in Basel das Recht zugestanden, neben anderem auch „visitare infirmos". Trouillat, Monuments de l'histoire de l'ancien évêché de Bâle Bd. II p. 37.

Zürich scheint zuerst nur eine „Stube“ bestanden zu haben. Es machte da im Jahre 1341 eine fromme Witwe eine Vergebung mit der Bestimmung: „Man solle daraus den armen Dürftigen, die bey einander in der Stube liegen, es seyen ihrer viel oder wenig, alle Nacht, ewiglich ein brennend Licht von Öl verschaffen“[1]). Diese Stiftung wiederholt sich gleich der des „ewigen Lichtes“ für die Kirchenaltäre in andern Urkunden, so im Luzerner Spital. Dem Spital in Baden spendet 1359 die Königin Agnes ein ewiges Licht[2]), „das vor dem altar hange“. Dieselbe Agnes, die in ihrem sadistischen Rachedurst, „mehr als unmenschlich und anderst als einem Weibsbild gebührte“[3]), nach Ermordung König Albrechts über tausend Unschuldige hinschlachten ließ, erging sich jetzt in frommen Spenden solcher Art „got zu einem lobe, und den dürftigen, die da ligent, ze troste“.

So hatten denn die Armen hier ein Nachtlämpchen, wie es der Arzt im nicht elektrisch beleuchteten Privathaus heute noch gelegentlich sehen kann: in einem Glas auf Wasser eine Ölschicht und darauf das kleine Flämmchen. Beim matten Schimmer dieses Öllichtchens sehen wir im Geiste in diese Stätte mittelalterlicher Barmherzigkeit uns versetzt, aus der durch der Jahrhunderte Raum der kranken Menschheit Seufzer zu uns dringen. Auch die Geschichte der Medizin singt das uralte Lied vom „Leben als Leiden“. Wieviel schmerzloser aber hat doch diese Medizin dem heutigen Menschen das Leben gestaltet! Welch großen Anteil hat sie an der Verbesserung seines Daseins!

Von Winterthur erfahren wir etwas über die Raumeinteilung. Es waren da die bleibenden Armen und wandernden Bettler in den untern Räumen, während die Kranken in den „oberen Stuben und Kammern“ untergebracht waren. In

[1]) Vögelin, Das alte Zürich S. 441 und Neujahrsbl. d. Zürch. Hilfsgesellschaft 1831 S. 6.

[2]) Urkunden des Stadtarchivs Baden I S. 60.

[3]) Tschudi nach Joh. v. Müller II S. 17.

Basel war es umgekehrt[1]): „Die gan vnd stan" oben, die Kranken unten. Man scheint also die Spitalräume nach praktischen Gesichtspunkten eingeteilt zu haben.

Zur Deckung der Bedürfnisse dieser Kranken und Armenspitäler gehörte natürlich ein ständiges und regelmäßiges Einkommen. Die Spitäler als kirchliche Institute besaßen ein Zehntenrecht auch dann noch, als sie bürgerliches Eigentum geworden waren. In der Periode der „Naturalwirtschaft" suchte man möglichst viele Liegenschaften, Güter und Einkünfte zu erwerben. Almosen zu ihren Gunsten wurden als Gottesgaben angesehen und sogenannte „Bettelbriefe" — wir haben oben schon einen solchen von Schaffhausen erwähnt — mußten da gelegentlich nachhelfen. Die Kirche kam dabei wacker zu Hilfe, forderte die Gläubigen durch Versprechungen, Sündenablaß usw. zur Unterstützung auf. Reichlich flossen Bargeld und vor allem Naturalien zu; Kerne, Fische, Hühner usw. wurden geschenkt, Wein zur Labung spielte eine große Rolle. Den Dürftigen des „niedern Spitals" in Bern spendet 1346 eine ritterliche Witwe ein jährliches „Fleischmal"[2]). Sonst gings meist einfach vegetabil her am Tisch. Im Winterthurer Spital war „Muoß und Brot" die gewöhnliche Kost. Dazu war vor allem Getreide nötig, weshalb eine Mühle angelegt wurde. Willkommen war auch die Stiftung einer „Kuh". Nicht gerade erbaulich

[1]) Fechter l. c. S. 31.

[2]) Fontes rerum Bernensium Bd. VII S. 179. Den Kranken des Klosters Frienisberg im Kanton Bern wird 1229 ein Rebstück vermacht, damit sie dessen Wein genießen. Fontes rer. Bern. II S. 101. — Dem Konvent des Klosters Ittingen im Thurgau wird bei einer Schenkung (1219) zur Bedingung gemacht, es solle zum Labsal Kranker ein Fuder besseren Weins eingekellert und 2 Malter Haber zur Fütterung von Hühnern vorbehalten werden. Thurg. Urkundenbuch Bd. II S. 347.

In einer Urkunde der Fontes rer. Bern. aus dem 14. Jahrhundert (Zitat nicht mehr präsent) fand ich die Notiz, es habe das neue Spital in Bern einer der Kirchen die Oblaten (Offleten) zum Abendmahlbrot geliefert. Die wurden wohl in der Spitalbäckerei nebenher aus ungesäuertem Weizenmehl hergestellt. Ob sie sonst im Spital zu einem medizinischen Zweck Verwendung fanden? Sehr wohl möglich. Der Chronist Salat sagt im 16. Jahrhundert, daß Oblaten gegen Fieber gegessen wurden. Schweiz. Idiotikon I p. 115. Mitteilung von Herrn Walter Ulrich in Zürich.

klingt die Verordnung im ältesten Luzerner Ratsbüchlein[1]) aus dem 14. Jahrhundert, daß man auf den Markt gebrachte Fische, „die nüt guot sind", den Fischern wegnehmen und in die Reuß werfen „oder in den spital geben" (!) soll. Als Liebestat mit Spende für Arme und Kranke galt ferner die sogenannte „Jahrzeit" („anniversarium"): Zuwendung von Gaben am Jahrestag des Todes eines lieben Angehörigen. Eine Urkunde aus dem Spital zu Yverdon[2]) von 1388 sagt uns, daß daselbst die armen Frauen mit Gewändern aus dickem Stoff („panni grossi pro vestiendo pauperes mulieres") gekleidet wurden.

Es gab Spitäler, die durch Vermächtnisse und Käufe reich wurden, so das Heilig-Geist-Spital in Zürich. Dasselbe erwarb sich in der ersten Hälfte des XIV. Jahrhunderts ein so ansehnliches Besitztum und Vermögen, daß es im Jahre 1361 von den Erben des Bürgermeisters Brun den Kirchensatz von St. Peter kaufen konnte, und durch weitere Einkünfte kam es soweit, daß es anfing „wie die andern geistlichen Stifte, gleichsam einen Staat im Staate zu bilden, und nur noch unter Oberaufsicht des Rates stand[3]).

So hätten wir also an diesen Spitälern staatliche Verwaltung, Unterhalt durch die Gemeinnützigkeit unter Mithilfe der Kirche. Wie stand es nun mit der Krankenpflege? Von jeher hat man die Wahrheit des Spruches empfunden: „Ubi non est mulier, ingemiscit aeger" (Wo die Frau fehlt, seufzt der Kranke). Zu allen Zeiten — nicht erst Tacitus und die altgermanischen Heldengesänge berichten davon — hat die barmherzige Schwester in Krieg und Frieden mit liebreicher Tröstung und sanfter Hand am Krankenlager unendlich viel Gutes geleistet. Auch die Spitalpflege des „finsteren Mittelalters" hat ihrer nicht entbehrt. In dem früher erwähnten, von den Mönchen von St. Bernhard besorgten Freiburger Spital befand sich 1262 eine „magistra hospitalis infirmorum",

[1]) Geschichtsfreund LXV S. 43 Nr. 237.

[2]) Crottet Histoire d'Yverdon S. 115.

[3]) Zürcher Neujahrsbl. 1831 l. c. S. 7.

die wohl nicht nur mit Verwaltung, sondern auch mit Krankenpflege zu tun hatte. Vom Winterthurer Spital, über welches wir durch die Arbeit von Hauser trefflich unterrichtet sind, erfahren wir, daß im Jahre 1386 eine „junckfrow" angestellt wurde, um die Siechen zu pflegen. Also staatlich besoldete Krankenschwester, wenn diese Jungfrau so genannt werden darf. Im Hospitale pauperum zu Basel besorgten Beginen, von denen später mehr die Rede ist, und eine Brüderschaft die Kranken; die einen Jahr aus Jahr ein, die andern nur für einige Tage in der Woche[1]). Von den Spitälern der Ordensritter werden wir später vernehmen, daß auch Ordensschwestern hier tätig waren.

Von ärztlicher Spitalkrankenbehandlung verlautet, soweit meine Kenntnis reicht, sehr wenig aus dieser frühen Zeit, und doch ist sicher anzunehmen, daß eine solche meist stattfand. Über die frühchristliche Krankenpflege sagt Haeser in seiner lateinischen Dissertation: „De xenodochiorum medicis nihil fere legitur". Hatten die Kranken Obdach, Pflege, das Spital seine „Gefälle", so war die „cura animarum" durch die Geistlichkeit wohl die Hauptaufgabe und das „arznen" Nebensache. In die Zeit der Klerikermedizin gehen folgende Aufzeichnungen zurück: Im Hospital zu Villeneuve, gegründet 1236[2]) für die Armen, Pilger und Kranken, sollen zuweilen bis 100 Kranke gewesen sein, und der „prêtre recteur" hatte 10 Brüder unter sich, darunter einige „médicins". Es waren also hier besondere Spitalklerikerärzte. Von Romainmôtier vernehmen wir, daß in der Klosterinfirmerie ein „infirmier" (d. h. Spitalmeister) war, der einen „domestique" und ein Pferd zur Verfügung hatte: „Lorsqu'il faisait chercher le médecin, c'était aux frais du Seigneur Abbé." Bei solch kleinen Verhältnissen genügte es, den Arzt von auswärts zu rufen.

---

[1]) Fechter l. c. S. 30. — In einer Urkunde der Stadt Aarau von 1344 ist von „swestern oben in dem Spital" die Rede. Urkundenbuch der Stadt Aarau S. 64.

[2]) Morax l. c. S. 141.

In den städtischen Bürgerspitälern kam dann der Stadtarzt[1]), d. h. der Physicus, zur Besorgung der Spitalkranken. Bei chirurgischen Fällen mußten die „cirurgici", die Scherer eingreifen. Bei Fechter[2]) findet sich aus dem 14. Jahrhundert die Notiz: „War einer im Dienste des Rathes oder beim Löschen einer Feuersbrunst krank oder beschädigt, so ließ der Rath ihn auf seine Kosten im Spitale arznen". In der Basler Jahresrechnung von 1383/84 ist eingetragen: „Item so sint geben Österricher VIII lb. von Hartman den Knecht in dem spital ze artznand"[3]). Die Ausgabe an diesen Meister wiederholt sich; er entpuppt sich aber in spätern Eintragungen als „spitalmeister"! War er Arzt und Spitalverwalter in einer Person? Man sah auf billigen Betrieb.

Oft mags wohl auch besser gewesen sein, wenn die Quacksalberei der Medici wegblieb. Krankenpflege war es ja vielmehr als Curatio medicorum, welche die Leiden und Drangsale der schwergeplagten Menschen von damals milderte. In ihrer Ausbreitung, Organisation, Hospitalisierung und Popularisierung liegt eine Förderung der Heilkunde und ein Kulturfortschritt dieser Zeit. Der Menschenfreund, den sonst, wie einer gesagt hat, das Studium der Geschichte niederschlagen muß, kann an diesem mittelalterlichen Enthusiasmus der Mildtätigkeit sich aufrichten.

[1]) Nach Kriegk, Deutsches Bürgertum im Mittelalter S. 83, war im Mittelalter in den Spitälern kein besonderer Arzt angestellt, sondern der Stadtarzt hatte die Kranken zu besorgen, 1377 hatte der Frankfurter Stadtarzt die im Heil. Geist-Spital „Wundliegenden" zu besorgen.

[2]) Fechter l. c. S. 30.

[3]) Bd. II S. 32.

RITTERLICHE UND ANDERE KRANKENPFLEGESCHAFTEN IN DER SCHWEIZ

Da und dort ist in den vorausgegangenen Abschnitten von dem großen Einfluß die Rede, welchen die Kreuzzüge auf den Kulturgang im Abendland insgesamt und auf die Wissenschaften mit der Medizin insbesondere ausgeübt haben. Wir sprachen von der geistigen Welle, die vom Orient her bis in unsere heimatlichen Täler sich fortpflanzte, wir hörten von berühmten Ärzten, welche die Kreuzzugsheere begleiteten, von neuen Heilmitteln, die der mächtig aufblühende Handel aus dem Morgenland importierte, und es war auch schon von der Tätigkeit der aus den Kreuzzügen hervorgehenden Ordensritter und ihren Spitalgründungen auf Schweizergebiet die Rede. In den medizinisch-historischen Schriften[1]) hat bis jetzt die Ausübung der Krankenpflege und die Gründung von Hospitälern durch die ritterlichen Krankenpflegerschaften in der Schweiz sozusagen keine Berücksichtigung gefunden, während zahlreiche allgemein-historische Abhandlungen mit diesen geistlichen Orden und ihren „Ritterhäusern" auf unserm Gebiet sich befassen. Auf die hundertfach kolportierte Geschichte der Ritterorden überhaupt, in denen die eigentümliche Verbindung von Ritter und Krankenpfleger, von Religion und Kampf, wie sie die Kreuzzüge hervorgerufen hatten, die in Schillers schönem Gedicht besungene Paarung von christlicher Milde und löwenmutiger Tapferkeit zur Erscheinung kam, wollen wir uns nicht weiter einlassen, sondern nur soviel berichten, als zum Verständnis des Schweizerisch-Lokalen gehört, das ist eine Übersicht geben über Hauptdaten der Entstehung und Organisation[2]). Das

[1]) In Meyer-Ahrens oft zitierter Studie ist fast nichts enthalten.

[2]) Ich benutzte Werner, Die Armen- und Krankenpflege der geistlichen Ritterorden in frühester Zeit. Berlin 1874. Virchow und Holtzendorff, Sammlung wissenschaftlicher Vorträge, ferner Haeser, Bd. I S. 852.

geschieht am besten bei Besprechung der einzelnen Orden für sich.

Die Johanniter

Herrlich kleidet sie euch, des Kreuzes furchtbare Rüstung,
Wenn ihr, Löwen der Schlacht, Akkon und Rhodus beschützt,
Durch die syrische Wüste den bangen Pilgrim geleitet
Und mit der Cherubim Schwert steht vor dem heiligen Grab.
Aber ein schönerer Schmuck umgibt euch, die Schürze des Wärters,
Wenn ihr, Löwen der Schlacht, Söhne des edelsten Stammes,
Dient an des Kranken Bett, dem Lechzenden Labung bereitet,
Und die niedrige Pflicht christlicher Milde vollbringt.
Religion des Kreuzes, nur du verknüpfest in einem
Kranze der Demut und Kraft doppelte Palme zugleich!

SCHILLER

Am Ende des 6. Jahrhunderts schon soll zu Jerusalem ein von Gregor dem Großen (590—604) gegründetes Pilgerhospiz gestanden haben, und unter Karl dem Großen, der mit dem Kalifen Harun al Raschid ein Freundschaftsbündnis geschlossen hatte, wurde den fränkischen Christen ein Hospital zu Jerusalem bewilligt. Von den Sarazenen später zerstört, wurde dieses um Mitte des 11. Jahrhunderts von Mönchen aus Amalfi (wahrscheinlich Benediktiner) neuaufgebaut. Es entstanden zwei Hospitäler, von denen das eine dem heiligen Johannes dem Barmherzigen, das andere der heiligen Büßerin Maria Magdalena geweiht war. Die Brüder und Schwestern der frommen Stiftung nannten sich Johanniter, und da haben wir nun die Wiege des später so mächtigen und weltbekannten Johanniterordens[1]). Als im Jahr 1099 das Heer Gottfried von Bouillons Jerusalem eroberte, fanden in diesem Hospiz Kranke und verwundete Kreuzfahrer Aufnahme und Pflege. Reiche Schenkungen und Zuwachs durch viele junge Edelleute aus den Heeren der Kreuzfahrer bewogen den damaligen Vorsteher des Hospitals Gérard

[1]) Ich folge hier Winterfeld, Geschichte des ritterlichen Ordens St. Johannes vom Spital zu Jerusalem 1859.

Tom, aus der Gemeinschaft von christlichen Krankenpflegern eine selbständige Verbrüderung zu Ehren Johannes des Täufers zu gründen, mit festen Ordensregeln und bestimmter Ordenstracht. Die Not der Zeit, die trostlosen Zustände im heiligen Lande, der unausgesetzte Ansturm des Islam veranlaßte den nächsten Großmeister Raymund de Puy, seine Ordensbrüder nicht nur zur Pflege der Kranken, sondern auch zum Kampfe gegen die Ungläubigen zu verwenden und sie so zu wehrhaften Kriegern Jesu Christi zu machen. So schuf er die seltsame Mischung von Mönchs- und Ritterorden, und es entstand so der Orden St. Johannis vom Spital zu Jerusalem, welcher zur Zierde der ganzen Ritterschaft wurde und dessen Großtaten jahrhundertelang die Welt in Staunen setzten. Es war der erste Schritt zur weltlichen Macht, aber auch der Keim zum Untergang.

Nach der neuen Verfassung, welche Raymund de Puy dem Orden gab, schieden sich die Brüder in 3 Klassen: In Ritter, Ordenspriester und dienende Brüder (Servienten). Die Ritter und dienenden Brüder versahen den Kriegsdienst, die Ordensbrüder den Gottesdienst und die Seelsorge zu Hause und im Felde, während sie alle ohne Unterschied nach Zeit und Bedürfnis sich der Krankenpflege zu widmen hatten. Als Feldkleidung trugen sie einen roten Waffenrock, darüber einen kurzen roten Mantel mit weißem Kreuz auf der Stelle des Herzens.

Die Vorschriften zur Aufnahme in den Orden waren für die 3 Klassen verschieden. Die Ritter mußten adelig sein, was aber nicht in allen Ordensländern gleich streng gehalten wurde.

Die Ordensbrüder und Servienten gehörten gewöhnlich dem Mittelstande an. Hatte der neueintretende Ritter seine Ahnenprobe abgelegt, so begab er sich nach dem Hauptsitz des Ritterordens, um dort sein Noviziat und die sogenannten Karawannen zu machen, d. h. bewaffnete Seezüge auf den Kriegsschiffen.

Der Orden zerfiel später in 8 große Verwaltungsbezirke, genannt Zungen oder Nationen, Frankreich, Italien, Aragonien, Kastilien, England und Deutschland; zu letzterem gehörten die meisten schweizerischen Ordenshäuser. Jede Zunge teilte sich wieder in Großpriorate, diese in Balleien, und letztere wiederum in Komtureien oder Kom-

menden. An der Spitze des Ordens stand der Großmeister. Vorsteher der Komturei war der Komtur, welcher die weltlichen Geschäfte zu leiten hatte. Ein Prior dirigierte die geistlichen Angelegenheiten und war Vorsteher des Brüderkonventes und der Ordenskirche. War letzterer immer ein Geistlicher, so konnte der Komtur Geistlicher oder Ritter sein.

Der heldenmütige, glorreiche Kampf der Johanniter gegen die Ungläubigen setzte sich fort bis zum Untergang der christlichen Herrschaft in Palästina und Verlust des heiligen Landes. Im Jahre 1187 fiel Jerusalem. Der tapfere und edle Sultan Saladin hielt seinen Einzug. Die in der Schlacht bei Tiberias (1186) gefangenen Templer und Johanniter ließ er hinrichten, den Hospitalbrüdern aber erlaubte er, bis zur Genesung der Verwundeten und Kranken in Jerusalem zu bleiben.

Die weitere Geschichte des Ordens weiß, nachdem dieser zuerst auf der Insel Cypern, dann auf Rhodus (1309 „Rhodiserritter“) und endlich auf Malta (1530 „Malteserritter“) sich niedergelassen, fast nur von kriegerischer Tätigkeit, d. h. unaufhörlichen heroischen Kämpfen gegen die Türken zu berichten. Wir sehen ihre hohen Gestalten vorn im Kampfgetümmel, den Tod in die Reihen des Islam tragend, wir sehen ihre roten Mäntel im Winde flattern hoch auf den Zinnen des verteidigten Rhodus, und wir sehen sie tröstend und helfend durch die Lazarette schreiten. Freilich, von den Friedenstaten des Erbarmens, von der charitativen Tätigkeit, die uns hier am meisten interessieren muß, ist in den Quellen wenig aufgezeichnet. Was wir Allgemeines erfahren, ist zum Teil wohl auch für die Tätigkeit der Johanniter auf Schweizerboden maßgebend.

Gut unterrichtet sind wir über die Einrichtung des großartigen, vorn schon erwähnten Hospitals, welches die Johanniter in Jerusalem eingerichtet hatten. Ein deutscher Pilger, Johann von Wiszburg (Weißenburg im Elsaß[1]) hat uns als Augenzeuge eine Beschreibung überliefert,

[1]) Nach Haeser l. c., ebenso bei Winterfeld. Wernher hat „Joh. v. Vizburg“. Weißenburg im Nordgau, nicht „Wisceburgensis“.

nach welcher das Hospital aus mehreren Gebäuden bestand und durchschnittlich 2000 Verpflegte faßte. Daneben war ein Spital armenischer Mönche und ein solches des deutschen Hauses. Über den Krankendienst im Johanniterspital erfahren wir manches aus der Ordensregel des Raymond de Puy, ferner aus den im Jahre 1181 von Roger des Houlins, Hospitalmeister, entworfenen und später ergänzten Statuten samt Lazarettordnung[1]).

Wir entnehmen diesen Verfügungen die uns interessierende Tatsache, daß in diesem Spital schon die eigentliche ärztliche Behandlung der Kranken durch besoldete, dem Orden nicht angehörende Ärzte und Chirurgen („serurgiens") besorgt wurde und nicht durch Ritter oder ihre Servienten. Dabei wird von diesen „mièges sages" (medici) verlangt, daß sie in der Diagnostik, hauptsächlich der Uroskopie und Pharmazie gut bewandert sein müssen. Die Medikamente wurden einer Apotheke entnommen. Sirupe und Latwergen[2]) spielten dabei eine Hauptrolle, wozu viel Zucker nötig war. „Der Prior von Monpélerin soll 2 Centner schicken," heißt es, und eine Menge anderer Lieferungen von Spitalutensilien wurden von den Tochterhäusern zu Handen des Mutterhauses in Jerusalem verlangt. Tücher von baumwollenem Gespinst, Barchent, Filzdecken usw. Ein Ordensbruder hat als „Infirmarius" die Krankensäle zu inspizieren. Für die Bedienung der Kranken sind besondere Diener („sergeans") angestellt, daneben eigene Schuster und Schneider. Ein Hospitalarius überwacht unter Zuziehung der Ärzte die Apotheke, und die Verwaltung wird genauer Kontrolle unterstellt. Der Ordensritter hat das Recht, sich 3 Tage lang auf Kosten des Spitals in seinem Zimmer behandeln zu lassen. Bei längerer Krankheit muß er ins Spital eintreten. Nach den schweren Kämpfen, an denen diese Ritter teilnahmen, gab es jedenfalls für die „Spital-serurgiens" viel zu tun. Schade, daß uns von ihrer Fachtechnik nichts erzählt wird.

---

[1]) Nach einer von Paoli in der vatikanischen Bibliothek zu Rom entdeckten Handschrift. S. Winterfeld l. c. S. 696. Haeser l. c. S. 856.

[2]) Latwerge, Niederschlag des griechischen ἐκλεικτόν, später electuarium. Sirup, ein Geschenk arabischer Heilkunst. Die Latwerge dick eingekocht, der Sirup ein Trank mit zugesetztem Zucker oder Honig. Heyne l. c. Bd. III S. 195.

Die ältesten Johanniterspitäler waren nicht nur Krankenhäuser, sondern Xenodochien, d. h. Zufluchtshäuser für Hilfsbedürftige aller Art, auch schwangere Wöchnerinnen wurden aufgenommen. Schon bei Gründung des ersten Spitals in Jerusalem mußte bei dem Zuzug zahlreicher Pilgerinnen ein Hospital für Frauen errichtet werden, und hier walteten nun Johanniterinnen ihres Amtes, die sich zu den Regeln des Ordens verpflichteten.

Als zur Zeit der Kreuzzüge der Ruhm des Johanniterordens infolge seiner siegreichen Kämpfe über alle Länder Europas sich ausbreitete, da mehrten sich Umfang, Reichtum und Macht des Ordens mit jedem Tag. Es gab fast keine vornehme Familie Europas, die nicht stolz darauf war, einen geistlichen Ordensritter zu den ihrigen zu zählen, selbst Fürsten legten die Zeichen ihrer Würde ab, um sich mit dem roten Waffenrocke der Johanniter oder mit dem weißen Mantel der Tempelherren zu schmücken. Schenkungen aller Art strömten in ungeheuerer Menge zu, sodaß der Orden bald bedeutende Besitzungen in allen Ländern Europas hatte. Städte und Schlösser wurden ihm zur Anlegung von Hospitälern eingeräumt. 4000 Ordenshäuser bestanden im Jahre 1236 in allen Gegenden der Christenheit.

Früh schon finden wir nun auch in der Schweiz Johanniterniederlassungen. Von der religiösen Begeisterung, die im 11. Jahrhundert erwachte, alle Welt in Bewegung setzte und Christen aller Länder nach dem heiligen Lande trieb, trafen Wellenschläge auch unser Bergeiland. Das Fluten des Zeitgeistes ging auch hier von Stadt zu Stadt, von Tal zu Tal[1]). Als im Jahre 1189 der dritte große Kreuzzug unter den Königen des Abendlandes, Kaiser Friedrich Barbarossa voran, sich zur Rettung des heiligen Landes mit einem glänzenden Heer in Bewegung setzte, schlossen sich in der Schweiz die vornehmsten Glieder des Adels an, darunter die Grafen

[1]) S. Schmid, Kirchliche Verhältnisse in der Schweiz zur Zeit der Kreuzzüge. Kathol. Schweizerbl. 1892 S. 464.

von Kyburg[1]), von Neuenburg und Habsburg, der Bischof Heinrich von Basel, begleitet von zahlreichen Dienstleuten, Bauern und Bürgern. Von dieser Zeit an hauptsächlich begannen die Ritterorden in unserer Gegend festen Fuß zu fassen. Schweizerische Kreuzfahrer und Jerusalempilger hatten die wohltätigen Institutionen des Ordens in Jerusalem kennen gelernt, hatten gesehen, wie da Kranke gepflegt, Arme und Pilger aufgenommen wurden und wie die Ritter zugleich ein mächtiges Bollwerk gegen den Islam bildeten. Aus Sympathie wollten sie diesen nun auch in der Schweiz Heimstätten schaffen.

So hatte denn auch der Ritter Kuno von Buchsee im Kanton Bern dreimal das Grab des Erlösers besucht, im Xenodochium des St. Johannes zu Jerusalem die Wohltat der Gastfreundschaft genossen und aus Dankbarkeit im Jahre 1180 zu Buchsee ein Spital zur Aufnahme und Verpflegung von Armen und dürftigen Fremden errichtet. Dieses „Johanniterspital" wurde im Jahre 1256 in eine eigentliche Johanniterkommende oder Komturei umgewandelt[2]). In demselben Sinne wurden Stiftungen anderer Komtureien begründet, deren wir am Ende des 12. und in den ersten Dezennien des 13. Jahrhunderts eine größere Zahl in den verschiedensten Gegenden der Schweiz entstehen sehen. Im Kanton Zürich: Bubikon, Küsnacht, Wädenswil; im Thurgau: Tobel; im Aargau: Biberstein, Rheinfelden, Leuggern und Klingnau; im Kanton Luzern: Hohenrain und Reiden; im Kanton Bern: Münchenbuchsee, Thunstetten, Biel. Im Waadtland waren mehrere Stationen. Die Hauptkommanderie war in La Chaux, woselbst zuerst eine Niederlassung der Templer sich befand, die dann 1312 in den Besitz der

[1]) Johanniter hatten den im Kreuzzug gestorbenen Grafen Werner v. Kyburg ehrenvoll in Acra bestattet und nach erfolgtem Frieden seine Gebeine nach Jerusalem gebracht. v. Wattenwyl, Geschichte Berns I S. 343.

[2]) F. v. Mülinen, Der Johanniter- oder Malteserorden, seine Schicksale, Verfassung und seine Niederlassungen in der Schweiz, spez. das Johanniterhaus Buchsee. Arch. d. histor. Vereins Bern, VII 1. H.

Johanniter überging. Wir kommen darauf bei den Templern zurück. Der Kommandeur von La Chaux führte den Titel „précepteur de Vaud". Verschiedene Hospitäler in der Umgebung, von denen zum Teil früher schon die Rede ist, verdankten dem Orden ihre Entstehung[1]). Ferner war ein Johanniterhaus in Basel, ein solches in Freiburg i. Üchtland. Im Wallis Salgesch und ein weiteres Hospiz auf dem Simplon, nahe dem Hobschensee. Im Tessin: Malcantone, in Graubünden: Misox. Viele dieser Niederlassungen gewannen durch Schenkungen reiches Besitztum. Der Beschreiber des Johanniterhauses Klingnau[2]) spricht von „Ländergier" der Ritter, denen bei rücksichtslosem Gütererwerb „ein Kraut- und Baumgärtlein" nach dem andern zufiel.

Zu bemerken ist noch, daß diese Komtureien der Johanniter sowie der andern Ritterorden in der Schweiz zu den „Gotteshäusern", d. h. geistlichen Stiftungen gerechnet wurden und an Rechten und Privilegien gleichgestellt waren den „hospitalia, xenodochia, nosocomia, leprosoria"[3]).

Was erfahren wir nun für unsere Studien Verwertbares von diesen schweizerischen Komtureien und Johanniterspitälern? Sehr wenig. Ich habe die Literatur, sekundäre und primäre Quellen mitsamt vielen der langweiligen „Regesten", eingehend studiert und fand dabei das bestätigt, was Seitz in einer trefflichen Monographie über die Komturei zu Freiburg vom allgemein-historischen und kulturellen Standpunkte aus sagt[4]): Es bieten die vielen Kaufs-, Verkaufs-, Schenkungs- und Stiftungsurkunden gar wenig interessanten Stoff. Die Organisation des Ordens als halb weltliche, halb geistliche Institution brachte es, wie Lehmann bemerkt[5]), mit sich, daß

[1]) Im Cartulaire du Chapitre de Notre-Dame de Lausanne (1228—1242) sind aufgeführt „Hospitalia de Jherusalem III Tela, Mouldons I, Montbrenlos, Crousa". Mémoires et documents d. l. suisse romande Bd. VI p. 27.

[2]) Bilger, Das St. Johann-Ordens-Ritterhaus Klingnau.

[3]) Fleischlin, Studien und Beiträge zur schweiz. Kirchengeschichte Bd. II S. 25.

[4]) Seitz, Die Johanniter Priesterkomturei Freiburg i. Ü. 1911.

[5]) Lehmann, Die „gute alte Zeit" S. 224.

wir seine Mitglieder nicht ausschließlich als „weltfremde Diener im Dienste der Wohltätigkeit uns vorstellen dürfen.“ Während in Küsnacht, Biel, Freiburg Priesterkommenden sich befanden, waren die übrigen Niederlassungen in der deutschen Schweiz Ritterhäuser, in denen es oft recht lebhaft zuging. Je nach den Zwecken, denen die Wohnsitze vor ihrer Bestimmung als Johanniterkommenden dienten, trugen sie, wie das auf hohem Hügel stehende, weithin ragende Johanniterschloß zu Biberstein im Kanton Aargau, den Charakter der festen Ritterburg oder, wie das Haus zu Bubikon, denjenigen des starkbewehrten Hofgutes (s. Fig. 4). Diesen Kommenden waren nun Hospitäler eingefügt, aber gerade über diese verlautet in den Beschreibungen nichts, auch die Rekonstruktion von Bubikon schweigt darüber. Wir vernehmen allerlei von den Befestigungen, vom Konventhaus und Rittersaal, von den Ökonomiegebäuden mit Inventar des Viehstandes und des „Käsgadens“, nichts von Krankenräumen. In der ersten Urkunde, die aus dem Jahre 1185 von der Komturei Tobel im Thurgau, einer der reichsten im Schweizerland, uns Kunde gibt[1]), ist von „hospitales domos hierosolimitano concenodochio pertinentes“ die Rede, und in weiteren Urkunden werden die „fratres hospitales“ oft genannt. Neben Krankenspitälern waren auch „Hospitia“, d. h. Herbergen für arme Reisende und Pilger, mit diesen Ordenshäusern verbunden; ein solches errichteten sie, wie wir aus dem früheren wissen, auf dem Simplonpasse bei Salgesch im Wallis und in der Nähe von Orbe im Waadtland. Die Komturei Freiburg verpflegte auch altersschwache Stadtbürger und ersetzte so, wie Seitz bemerkt, „das heutige Kranken- und Greisenasyl“. Charitative Tätigkeit war neben Seelsorge und klösterlichem Leben der ursprüngliche Zweck dieser Stiftungen. Aber es scheint, daß sich die Herren Krankenpfleger für ihre Leistungen, wenigstens von den Begüterten, gut bezahlen ließen. Da und dort sickert davon aus

[1]) v. Mohr, Die Regesten der Archive in der schweizerischen Eidgenossenschaft Bd. II, H. 3, S. 34, ferner Thurg. Neujahrsblatt 1832.

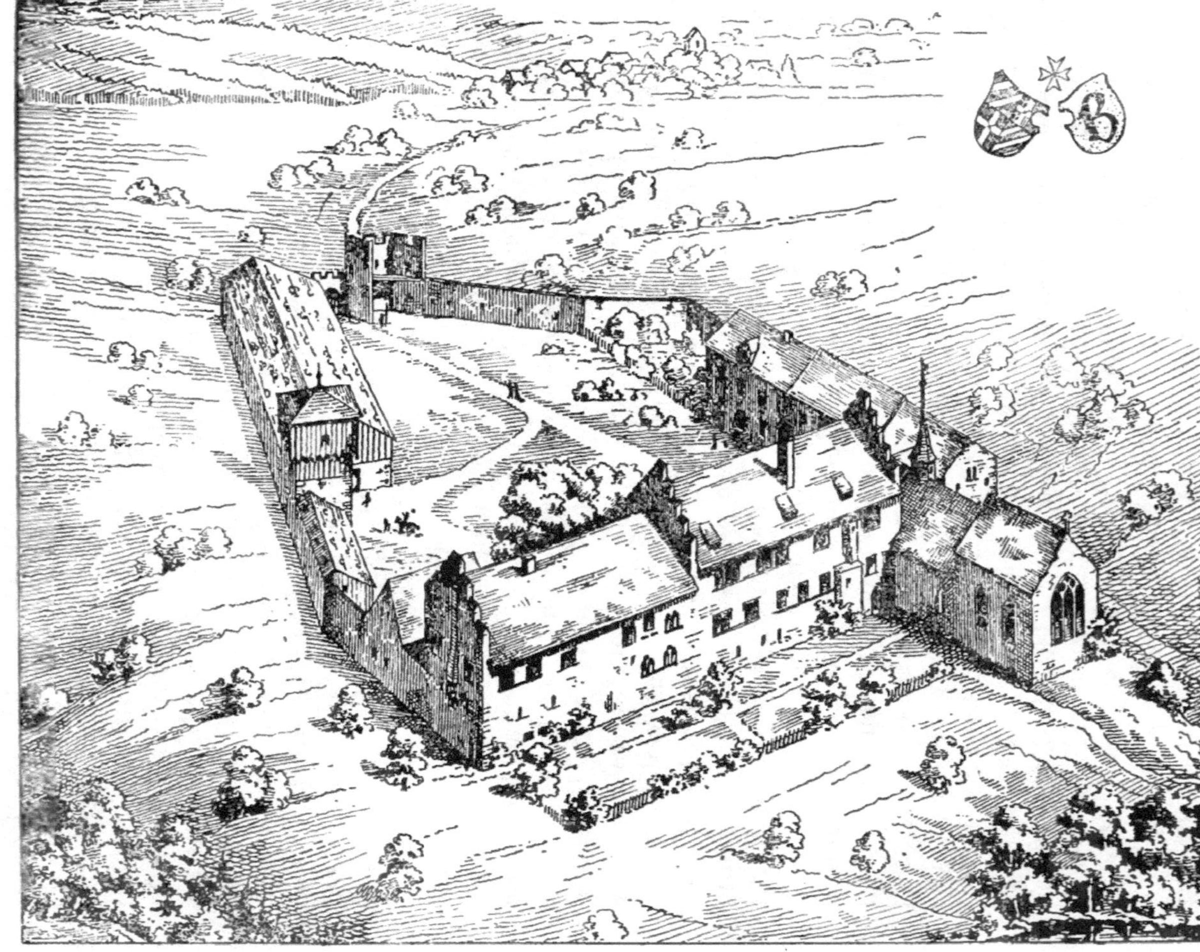

Fig. 4. Das Johanniterhaus zu Bubikon

den vielen Schenkungsurkunden etwas durch. So erfahren wir zum Beispiel, daß im Jahre 1325 eine Katharina von Seedorf dem Johanniterhause zu Buchsee verschiedene Güter vermachte, damit ihr kranker Bruder in dem Hause auf Lebenszeit verpflegt werde[1]).

Die Organisation der Schweizerkomtureien war dieselbe, wie wir sie früher von den Häusern des Ordens überhaupt beschrieben haben. Komture standen an der Spitze und leiteten die weltlichen Geschäfte; Prioren und Fratres besorgten die Seelsorge und den Krankendienst. Der Vorsteher des Johanniterhauses in Salgesch figuriert als „rector domus hospitalis". — Von Zeit zu Zeit aber sehen wir die Tore dieser Ordenshäuser sich öffnen und eisengepanzerte Ritter hoch zu Roß, gefolgt von kampfgeübtem Gefolge, herausziehen, um die lange Reise nach den Schauplätzen der Türkenkämpfe zu unternehmen und dort die Lücken in den Reihen der Brüder zu schließen. Wir finden auch unter den Schweizerkomturen kriegerische Heldengestalten, die dort mit Ruhm sich krönten; es sei nur Burkhard von Schwanden genannt, der bei Erstürmung von Rhodus im Jahre 1310 den Tod fand[2]). Priester der Komtureien gingen als Feldprediger mit, Büchsenmeister wurden mitgenommen. Ob auch Feldärzte und Chirurgen dabei waren? Das ist wahrscheinlich, doch fand ich nirgends davon eine Andeutung. Nur von Krankenpflege ist in den Akten die Rede, nicht von der ärztlichen Behandlung. Neben Johannitern finden wir in Biberstein, Klingnau, Hohenrain auch Johanniterinnen.

Was im weiteren draußen in der Welt mit dem Orden vor sich ging, vollzog sich auch in unserer kleinen Heimat. Den

[1]) Fontes rer. Bernens. Bd. V S. 207.

[2]) Burkhard von Schwanden zog 1267 mit andern Kreuzrittern nach Jerusalem. 1283 wurde er Hochmeister des deutschen Ordens; später trat er zu den Johannitern über. Auch Johann von Ow, nachmaliger Großprior oder Johannitermeister, zog nach Rhodus. Der nahm den Büchsenmeister von Freiburg mit. Auch Benedikt Fröhlich zog „seinen verrosteten Harnisch hervor, ließ ihn blank fegen und zog gen Rhodus, um nicht mehr wiederzukehren". Seitz l. c.

Jahren des Aufstiegs, des Ruhms und Reichtums folgte der Niedergang der Johanniter überhaupt und damit auch ihrer Niederlassungen in der Schweiz. Bei den fortwährenden Defensiv- und Offensivkriegen erwuchsen dem Orden mächtige Auslagen, und er wurde allmählich gezwungen, seine großen Schätze aufzubrauchen, ohne daß Ersatz möglich war. So wurde auch das Vermögen der Schweizerkomtureien angegriffen, und diese gerieten in Armut. Nach dem Fall von Malta löste sich der Johanniterorden auf und der Staat zog die Besitzungen desselben an sich.

Der Deutsche Orden

Wie der Johanniterorden, so war auch der Deutsche Ritterorden eine Frucht des ritterlichen Geistes im Zeitalter der Kreuzzüge und wie jener bestimmt zur Pflege armer und kranker Pilger, sowie zur Beschirmung des heiligen Landes gegen die Heiden. Da der Johanniterorden in der ersten Zeit seines Bestehens fast nur aus Romanen, Italienern und Südfranzosen bestand, so zeigte sich für die Ritter und zahlreichen Pilger deutscher Zunge, welche der fremden Sprache unkundig waren, das Bedürfnis, in eine eigene Kongregation zusammenzutreten, um für ihre Landsleute sorgen zu können[1]). Die Chronik des Jakob von Vitry erzählt, daß ums Jahr 1128 ein ungenannter Deutscher, der mit seinem Weibe in Jerusalem lebte, ein kleines Hospital zur Aufnahme seiner Landsleute stiftete. Die Pfleger dieses Hauses nahmen die Regel des heiligen Augustin an und nannten sich „Brüder des Hospitals St. Mariae Alemannorum zu Jerusalem". Ihr Ordensgewand war ein weißer Mantel mit schwarzem Kreuze und in diesem das goldene Kreuz von Jerusalem. Als dann zu den Brüdern des Hospitals auch Männer aus dem Stande der Ritter sich gesellten, da trat zu den Aufgaben des Bundes wie bei den Johannitern die Teilnahme an der Bekämpfung der Ungläubigen. Durch Papst Coelestin wurden sie dann unter

[1]) Nach Wernher l. c. und Haeser I S. 858.

den Großmeister des Johanniterordens gestellt und die Bestimmung gegeben, daß sie nur Deutsche in den Orden aufnehmen. Seit dieser Zeit ist die Geschichte der Waffentaten beider Orden im Orient miteinander verschmolzen.

Als Jerusalem in die Hände Saladins gefallen war, teilten die Deutschen Ordensbrüder das Schicksal ihrer Gefährten, der Johanniter. Diejenigen, welche mit dem Schwerte betroffen wurden, starben durch die Hand des Siegers, den übrigen erlaubte Saladin, gleich den Johannitern, im Hospital zur Pflege der noch vorhandenen Kranken zu bleiben. Der glänzende Zeitraum in der Geschichte des Deutschen Ordens beginnt mit der 2 Jahre dauernden Belagerung von Akkon im Jahre 1190. Hunger und Seuchen, die Ruhr besonders, brachten das christliche Belagerungsheer in furchtbare Not. Da errichteten Bürger von Bremen und Lübeck aus den Segeln ihrer Schiffe ein Zelthospital zur Pflege der Verwundeten und Kranken, und die im Lager befindlichen Brüder des Deutschen Ordens von Jerusalem leisteten ihnen Beistand. Ihr frommes und aufopferndes Wirken erregte die Aufmerksamkeit des edlen Herzogs Friedrich von Schwaben, und von diesem wurde nun erst im Jahre 1191 nach dem Muster der Templer und Johanniter der Orden der deutschen Ritter gegründet.

Nach dem Fall von Akkon erbauten sich die Ritter des Deutschen Ordens daselbst ein befestigtes Ordenshaus mit Kirche und Hospital. Zu größerer Bedeutung als im Orient, zu Reichtum und politischer Macht gelangte der Orden nach seiner Überführung ins Abendland, nach Ungarn und besonders nach Preußen, und seine Verwendung gegen die heidnischen Völker in Osten und Westen. Die Geschichte ihrer Kämpfe daselbst gehört nicht mehr in den Rahmen dieser Übersicht.

Der Orden der Deutschen Herren hat sich ursprünglich keine eigenen Statuten gegeben, sondern für das Kriegswesen die der Templer, für die Werke der Mildtätigkeit und der Verwaltung die der Johanniter angenommen. Die Deutschordensherren haben jedoch ihren Charakter als Pfleger der

Armen und Kranken länger beibehalten als die beiden andern Orden. Auch nachdem sie längst zu Landeshoheit über großen Besitz und einer mächtigen politischen Bedeutung gekommen waren, erinnern die Konventsbeschlüsse sie fortwährend daran, daß die ursprüngliche Bestimmung des Ordens die Armen- und Krankenpflege gewesen sei. Ritter (milites), Geistliche (fratres clerici) und dienende Brüder (servientes, famuli) waren auch hier die drei Mitgliederklassen.

Wie kam nun der Deutsche Orden auf Schweizergebiet?[1]) Wie die ersten Johanniterstiftungen, so finden wir auch die ersten Häuser der „Teutschbrüder" im Kanton Bern. Der Adel Berns war offenbar zu Anfang des 13. Jahrhunderts, zur Zeit des 4. Kreuzzuges, mit den Deutschrittern in nahe Bekanntschaft gekommen. Herzog Berchtold V. von Zähringen, der Gründer Berns, war dem Rufe ins gelobte Land gefolgt, begleitet wahrscheinlich von einem Teil des burgundischen Adels, und nahm Teil an der Belagerung von Akkon, während welcher, wie vorn steht, der Deutsche Orden seinen Anfang nahm. Dieser Bekanntschaft hatte der Orden es offenbar zu verdanken, daß er im Bernergebiete zu Anfang des 13. Jahrhunderts sich niederlassen und Besitzungen erwerben konnte. Unter dem Schultheißenamte des Cuno von Sumiswald in Bern wurde im Jahre 1225 den Deutschrittern im Emmental Besitz übergeben mit der Verpflichtung, in Sumiswald beständig zwei Priester zu halten und in dem daselbst zu erbauenden Spital Armen und Reisenden Aufnahme und Pflege zu gewähren. Zwei Jahre später (1227) wurde dann dem Orden auch noch das ganz nahe bei Bern, am Fuße des Gurten gelegene Augustinerstift Köniz[2]) mit dem „Patronat und Kirchenrecht über die Kirchen von Köniz und Bern" vergabt und 1256 eine eigene Kommende in der mächtig aufblühenden Zähringer Stadt selbst gegründet. 1320 ward

[1]) Benutzte Quellen: F. Stettler, Versuch einer Geschichte des Deutschen Ritterordens im Kanton Bern. 1842. Egli, Die Teilnahme der Schweiz an den Kreuzzügen.

[2]) Die Kommenden von Sumiswald und Köniz sind bei Lehmann abgebildet.

im Einvernehmen mit dem Rate festgesetzt, daß täglich ein Deutschordensbruder „im neuen Spital der Dürftigen“ eine Messe lesen solle[1]) und 1342 wurde in Bern das älteste Haus deutscher Ordensschwestern gegründet.

Wie den Johannitern, so standen auch den Deutschen Rittern Ordensschwestern (Conventualinnen) und Halbschwestern zur Seite. Die ersteren widmeten sich in den Schwesternhäusern des Ordens in strenger Klausur der Pflege der Kranken; die Halbschwestern vertraten die Stelle der dienenden Brüder. (Haeser, Wernher.) Laut Urkunde vom 6. Mai 1342, ausgestellt zu Bükheim von Wolfram von Nellenburg, Deutschordenspräzeptor zu Alemannien, und Mangold von Brandis, Provinzialkomtur für Elsaß und Burgund, erhielt der Bernische Leutpriester Diebold Baselwind die Vollmacht, die Meisterin und Schwestern der Kongregation bei der Leutkirche zu Bern zu Schwestern des Deutschen Ordens aufzunehmen, als Ordenszeichen ein mittleres Kreuz tragend und in geistlichen sowohl als weltlichen Dingen dem Leutpriester und den Deutschordensbrüdern zu Bern unterstellt. Diese Deutschordensschwestern, an ihrer Spitze die Meisterin Catharina von Hallwyl, erbauten im Jahre 1351 ein Kloster im Rüwenthal in Bern, nahe dem Deutschen Haus, und dieses erscheint von diesem Zeitpunkte an als Kloster der Deutschordensfrauen[2]).

Ein weiteres Deutschordenshaus wurde im Jahre 1237 durch Konrad von Teufen zu Hitzkirch im Kanton Luzern gegründet[3]), ein drittes zu Fräschels (1228) im Freiburgischen[4]), und um 1271 war auch die Burg Sandegg am Untersee im Thurgau eine Deutschritterkommende, die Wiege der Komturei Mainau[5]).

Auch aus diesen Deutschritterspitälern ist uns über Spital- und ärztlichen Dienst keine Kunde überliefert. Die zur

[1]) Fontes rerum Bernens. V S. 206.

[2]) Stettler l. c. S. 42.

[3]) Nüscheler, Die Gotteshäuser der Schweiz. Fortsetzung von Lütolf, Der Geschichtsfreund, Bd. 57 S. 98.

[4]) Egli, Teilnahme der Schweiz an den Kreuzzügen.

[5]) Roth v. Schreckenstein, Die Insel Mainau. 1873.

Verfügung stehenden Publikationen behandeln eben auch hier begreiflicherweise den Stoff nur vom allgemein-historischen und politischen Gesichtspunkte aus, ohne die von uns speziell verfolgte Kulturseite zu berücksichtigen. Andeutungen sind in Schenkungsurkunden, Regesten und Jahrzeitbüchern zu suchen. Was wir sahen spricht auch da fast nur von Vergabungen, von Güterkauf, Tausch und Verkauf. Da wird „zum Seelenheil" ein Äckerlein, eine „Schuposc" nach der anderen den frommen Rittern vermacht; die gewaltige, viel ausgenutzte und mißbrauchte Macht des Vergeltungsglaubens, die Einstellung der geängstigten Seelen auf das Jenseits kam auch diesen geistlichen Herren zugute. — Beutelos und verdrossen kehrt der Jäger aus diesen Jagdgründen zurück, denn uns interessiert ja weniger das Wachstum dieser Orden an Land und Macht, ihre Gier nach Besitz und Erwerb, ihr politischer Einfluß und ihre Kriegstüchtigkeit, sondern wir wollen wissen, wie sie dem ältesten und heiligsten ihrer Schwüre treu geblieben sind, der Pflege der Kranken und Elenden. Dem Jahrzeitbuch des „Dütschenhus" in Hitzkirch[1]) können wir entnehmen, daß da fast durchwegs adelige Herren, Ritter als „Tütschherren" und „Tütschbrüder" walteten, von denen einer als „Comendur" amtete. In den frühesten Urkunden von 1241 und 1261 ist von „fratres hospitalis domus theutonicorum" die Rede; daneben finden wir „laici de domo Theutonico", d. h. Laien sowie Priester aufgeführt, und im 13. und 14. Jahrhundert sind auch schon neben den Brüdern Schwestern genannt. Bei den Schenkungen werden zuerst die fratres und clerici mit Viktualien, besonders Wein und Korn, „ad mensam" bedacht, dann kommen an zweiter Stelle die „pauperes", die „armen lüte" dran. Damit waren wohl die Kranken inbegriffen, offenbar aber war dies Hospitalium entsprechend früher Gesagtem auch ein Armenhaus.

Mit der Kulturmission der Deutschordensritter im Kanton Bern muß es wenigstens im späteren Mittelalter nicht weit her

[1]) Buck, Jahrzeitbücher des Mittelalters. Der Geschichtsfreund, Bd. XI S. 92.

gewesen sein. Kämpfe gegen die Heiden, sagt Stettler, hatten sie da keine zu bestehen, aber an Stelle davon sei nicht etwa Pflege der Wissenschaften oder ein Streben nach den höheren Gütern des Geistes und des Gemütes getreten. Aus der langen Zeit ihres Verweilens in Bern seien nur zwei einzige kleine schriftstellerische Versuche deutscher Konventualen bekannt und gegen Ende des 15. Jahrhunderts habe deren Unwissenheit einen so hohen Grad erreicht, daß sie nicht einmal genug Latein zum Ablesen der Liturgie verstanden; auch mit ihrem Sittenzustand sei es zu dieser Zeit faul gewesen.

Die Blüte des Deutschen Ordens hat bis zu Anfang des 15. Jahrhunderts gewährt. Macht und Reichtum wurde auch ihm zur Quelle des Verfalls. Wir verlassen seine Geschichte, indem wir noch an jenes älteste Denkmal deutscher Chirurgie erinnern, dessen Schöpfer ein „bruder deutschordens" war, der in den Kriegen in Polen und Preußen seine Erfahrungen gesammelt hatte; es ist die im Jahre 1460 verfaßte „Bündtarznei des Heinrich von Pfolspeundt", eine Handschrift, die, wie ich nachgewiesen habe[1]), auch im Schweizerlande Eingang gefunden hat.

Die Templer

Auch von den stolzen Templern finden wir zur Zeit der Kreuzzüge Spuren in der Schweiz. Der Orden der Tempelherren ist zu derselben Zeit und aus derselben Veranlassung wie der Johanniterorden entstanden, d. h. aus dem Bedürfnisse, die Pilger auf ihrem Wege gegen die Angriffe der Ungläubigen zu schützen, das heilige Grab zu schirmen und die Ungläubigen zu bekämpfen. Sie waren gefürchtete und wohl die verhaßtesten Gegner der Muslimen. Rücksichtsloseste und unbarmherzige Bekämpfung derselben war ihre Devise. Auf Werke der Mildtätigkeit und Barmherzigkeit war ihre

[1]) Siehe: Die Verwundeten. Anhang. Neueres darüber in Sudhoffs monumentalem Werk. Beitr. z. Geschichte des Mittelalters, 2. T. S. 531.

Tätigkeit nicht gerichtet, oder war es nur ganz im Anfang der Ordensgründung.

Hospitäler haben sie sowohl im Orient als im Okzident errichtet und Statuten für dieselben herausgegeben, aber diese waren nur für die Brüder und Dienstleute des Ordens bestimmt.

Auch in der Schweiz waren die Templer ansässig, doch war ihr Wirkungsfeld hier rasch vorübergehend und beschränkt. Sie hatten im Welschland Boden gefaßt und waren hier Vorläufer der Johanniter. Wir wollen ihrer deshalb kurz gedenken, wenn sie auch mit Spitalgründungen sich nicht befaßt haben. Wir finden Tempelritter im 13. Jahrhundert in Genf, woselbst 1277 zum erstenmal „la maison du temple“ genannt wird[1]); ebenso waren sie im benachbarten Cologny ansässig („maison de Cologny-sous-Banz“). Zu La Chaux im Waadtland treffen wir sie unter der Gunst des Burgunderadels vor 1223[2]).

Die Medizingeschichte macht auf ihrer Nebenstraße der Kulturanalyse im labyrinthischen Getriebe des Erdengeschehens ihre Wanderung nicht nur durch die Menschheitspathologie, sie hat es nicht nur mit dem kranken, duldenden Menschen aller Zeiten zu tun, sondern ihre Pfade führen nebenbei auch durch der Menschen Bosheit und Niederträchtigkeit hindurch und streifen die Schandtaten der Geschichte. Verfolgen wir das Schicksal des anfangs mit den Johannitern eng verbundenen Templerordens, so stoßen wir da in dieser, wie Joh. Scherr sagt, „aftergläubischen, recht- und sittenlosen, zugleich barbarisch-stupiden und tückisch-grausamen Zeit“ auf eine der höchsten Schandsäulen, welche Königstum und Papsttum, „Thron und Altar“ zusammen errichtet haben. 1312 wurde der schwerverleumdete Orden nach entsetzlichen Prozeßgräueln mit teuflischer Folterung zur „größeren Ehre Gottes“ und Bereicherung des Kirchensäckels vom „Statthalter Christi“ Clemens dem V. und seinem Komplizen

¹) Mémoires et Documents publiés p. l. Société d'histoire et d'archéologie de Genève Serie JN—4, T. 5. S. 87.

²) Mémoires et Documents publ. p. l. Soc. d'histoire d. l. s. romande, Bd. XV S. 289.

Philipp dem Schönen aufgehoben. Wir haben da die Kehrseite der Kirchenmedaille! An Stelle der in dieser Studie so oft mit Recht gerühmten urchristlichen Nächstenliebe und Mildtätigkeit die Immisericordia, das Anathema und des Flammentodes Höllenqual. Wiegen die kirchlichen Werke der Barmherzigkeit die Marter der Unzähligen um des Glaubens willen durch die kirchliche Inquisition Gefolterten auf? Wie zitiert doch Schopenhauer aus Petrarca? — „Mille piacer non vagliono un tormento."

Ein Teil des Besitztums der Templer kam in die Hände der Johanniter. Das geschah mit dem Genfer Temple und, wie wir früher sagten, mit dem Templerhaus zu La Chaux im Waadtland. Das ist alles, was wir von diesem Orden hier anzuführen haben. Für die Gründung charitativer Anstalten hat er auch bei uns keine Bedeutung gehabt.

Die Lazariter

Es ist interessant zu sehen, wie auf dem kleinen Terrain der Schweiz ungefähr zur gleichen Zeit alle die ritterlichen Krankenpflegerschaften, welche durch die Kreuzzüge ins Leben gerufen wurden, Boden faßten. Ja sogar innerhalb des Bereiches einer Stadt, nämlich in Basel, finden wir früh schon Johanniter, Deutschritter und, wie wir später hören werden, auch Antoniter. Da fällt uns Jacob Burckhardts Schilderung von der erstaunlichen Mannigfaltigkeit städtischen Wesens ein, das sich im alten Basel zu dieser Zeit offenbart, „da Orden um Orden in die Stadt einzieht, Kloster um Kloster sich hier öffnet und eine jede dieser so verschiedenen Schöpfungen ihren Raum, ihren Unterhalt, ihren Anhang und vor allem ihre Arbeit findet".

Neben den Johannitern, Deutschrittern und Templern treffen wir zu Anfang des 13. Jahrhunderts bei uns auch Niederlassungen jener ritterlichen Brüderschaft, welche neben der Bekämpfung der Ungläubigen die Pflege der Aussätzigen sich zur Pflicht machten; es ist der Orden des heiligen Lazarus. Zur Zeit wo der Staat in herzloser

Notwendigkeit den Unglücklichen aus der menschlichen Gesellschaft verstieß, wo der Priester dem Armen den grausen Spruch zurief: „Sis mortuus mundo“, da erstand diese Brüderschaft hochherziger Männer, die im Zuge des Kreuzes mit Todesverachtung ihr Blut opferte und dann sich zurückzog in die Asyle, welche sie den Leprosen baute. Die älteste Geschichte dieses Ordens ist nach Haeser[1]) in Dunkel gehüllt. Sicher scheint die Angabe, daß er in Palästina von frommen Rittern gegründet wurde, welche der Aussätzigen sich annahmen. Unter ihnen befanden sich ebenfalls Kranke, welche nicht mit ins Feld zogen und deshalb wohl zunächst der Pflege ihrer Leidensgefährten sich widmeten. „In vnserme convente ze ierusalem solen sin zwene vnd funfzic siecher bruder“, heißt es in den später besprochenen Statuten der Schweizer Lazariterklöster. Während anfangs statutengemäß auch der Großmeister aus der Mitte der Aussätzigen gewählt wurde, erlaubte im Jahre 1253 Papst Innocenz IV. dem Orden, diesen aus den Gesunden zu nehmen, da bei der Einnahme von Jerusalem alle aussätzigen Ritter getötet worden waren. Ludwig VII. sah den Heroismus und die Aufopferung der Lazariter in Palästina und wählte 12 der tapfersten und tugendhaftesten von ihnen zu seiner Leibgarde im heiligen Lande[2]). Diese nahm er mit nach Frankreich, auf daß sie auch hier den Orden des hl. Lazarus einführten und sich der Leprosen daselbst annehmen. Er gab ihnen die Kommende Boigny bei Orleans, stellte zuerst das Leprosenhaus von Paris und dann diejenigen von ganz Frankreich unter ihre Leitung. Als Jerusalem wieder verloren gegangen war, mußten auch die Lazariter nach Europa fliehen. Der Sitz des Großmeisters wurde nach Frankreich verlegt, und Ludwig IX. erhob Boigny zum Großordenshaus der Lazariter diesseits und jenseits des Meeres

---

[1]) Haeser, Geschichte christlicher Krankenpflege, S. 67, und Geschichte der Medizin, Bd. I S. 862.

[2]) Ich folge hier weiter den Ausführungen von Denier, Die Lazariterhäuser und das Benediktinerkloster in Seedorf. Jahrbuch für Schweizergeschichte, Bd. 12 S. 231. Frühere Quellen dort.

(1254). Sehr früh bestand auch in Ungarn ein Generalvikariat des Ordens. Päpste und Fürsten begünstigten ihn in jeder Weise. Clemens IV. befahl den Prälaten, die Leprösen zu zwingen, sich in die Hospitäler der Lazariter zu begeben; von Alexander IV. erhielten sie im Jahre 1257 die Erlaubnis, nach der Regel des heiligen Augustin zu leben. Jahrhundertelang war der Orden ein Hort der armen Kranken, und, auf seinem Höhepunkte angelangt, so mächtig, daß er in Europa nicht weniger als 3000 Leprosorien befehligte[1]). Alle drei Jahre versammelten sich die Meister aus Italien, England, Deutschland, Ungarn, der Schweiz usw. im Großmeisterhause zu Boigny zum Generalkapitel.

Nach Martin[2]) ist anzunehmen, daß an der Spitze der Lazariter in Deutschland ein Präzeptor stand, der unter sich die Landkomture hatte, von denen jeder über mehrere Häuser gebot.

Wiederholt schon sind im Laufe dieser Studie die lieblichen Alpentäler der Urschweiz vor unserem Augen aufgetaucht. Wir sahen die Gotteshäuser von Engelberg und Einsiedeln als Kulturinseln in der Wildnis sich erheben und statteten den dortigen Klostermönchen unsern Besuch ab. Von neuem führt uns jetzt der Weg in jene Gegend. Es ist die Zeit, wo hier dem Hirtenvolk die Sonne der Freiheit aufzuleuchten begann; das Werden der ersten Eidgenossenschaft beginnt.

Durch Wasser und steile Berge von der übrigen Welt abgeschlossen, welt- aber nicht gottvergessen liegt im Urnerländchen, nahe bei der Mündung der Reuß in den Vierwaldstättersee, das einsame Dörfchen Seedorf. Hier finden wir in den ersten Dezennien des 13. Jahrhunderts ein Lazariterhaus, und die Urkunden weisen deutlich auf den Edlen Arnold von Brienz als Gründer hin. Fast 200 Jahre lang soll

---

[1]) Ich folge hier weiter den Ausführungen von Denier, Die Lazariterhäuser und das Benediktinerkloster in Seedorf. Jahrbuch für Schweizergeschichte, Bd. XII S. 231. Frühere Quellen dort.

[2]) Martin, Zur Geschichte der Lazariter im deutschen Sprachgebiete. Zeitschr. f. Krankenpflege. Jahrg. 44 H. 4, 1922.

das Ritterhaus St. Lazarus in Seedorf bestanden haben. Seine Existenz von Anfang des 13. bis Mitte des 15. Jahrhunderts ist unbestrittene Tatsache. Mit Recht wohl vermutet Denier[1]), daß Seedorfs Aufgabe anfänglich nicht allein in der Pflege der Leprosen bestand, sondern daß es ein „gut gewählter Etappenort für den Zug über die Alpen an der Gotthardstraße" war. Frommen Pilgern und fahrenden Kriegern gaben von hier aus die Ritter und dienenden Brüder das Geleite. Dann aber sollen auch, wie es bei Meyer-Ahrens heißt[2]), St. Lazarusbruderschaften, mit Vergünstigungen aus dem Gnadenschatze der Kirche freigebig ausgestattet, in den Pfarreien eingeführt worden sein, um die Teilnahme des Volkes an dem Liebeswerke der Leprosenpflege zu erhöhen. Daselbst gab es auch ein Kloster der Schwestern des hl. Lazarus mit einer „Frau Meisterin" an der Spitze. Im übrigen ist auch in der Chronik dieser Seedorf-Lazariter wieder ermüdend viel von Schenkungen und Stiftungen hoher Gönner die Rede. Die Päpste erlassen Bulle auf Bulle zu ihren Gunsten, während von nicht kirchlicher Seite der wachsende Besitzstand mit scheelen Augen betrachtet wird. Auf der einen Seite, sagt Denier, ständiges Sträuben gegen die Entwicklung des Ordens, auf der andern stetiges Streben, diese der Kirche dienende Anstalt zu heben. Wir erkennen auch in diesen schweizerischen Instituten wieder nicht nur Stätten der christlichen Barmherzigkeit, sondern auch Werkzeuge kirchlicher Macht.

Ungefähr zu derselben Zeit wie zu Seedorf entstand ein zweites Lazariterhaus in Gfenn bei Dübendorf im Kanton Zürich (um 1220). Urheber soll der Kreuzfahrer Graf Rudolf von Rapperswyl gewesen sein. Bald nach der Gründung beginnen die üblichen Vergabungen an die „Brüder des St. Lazarus Spitals im Gevenne". 1271 lernen wir zum ersten Male einige Vorsteher des Ordens kennen. In diesem

[1]) Denier l. c. Weitere Quellen s. Pestalozzi, Das Lazariterhaus in Seedorf. Neujahrsbl. der Zürch. Hilfsgesellschaft 1835. Bühler l. c.

[2]) Meyer-Ahrens, Die Ärzte und das Medizinalwesen l. c. Bd. 25 S. 75.

Jahr sendet Heinrich von Graba, Generalkomtur in Deutschland und diesseits des Meeres, den Häusern in Schlatt[1]), Gfenn und Uri den Bruder Ulbert[2]) als Provinzialkomtur. Während wir bis um 1346 als Bewohner dieses Hauses einen Konvent von Brüdern unter einem Vorsteher treffen, der in den Urkunden bald als Komtur, Meister, Gubernator, bald als Pfleger figuriert, tritt von diesem Zeitpunkt an eine Meisterin oder Pflegerin auf mit einem Konvent von Klosterfrauen, also Übergang in ein Frauenkloster. Um 1287 erscheint als Provinzialkomtur sämtlicher Lazariterhäuser in Alemannien ein Mann, dessen Einfluß auf die Schweizer Ordensfilialen von Bedeutung war. Es ist Sigfrid von Slatte, der im Jahre 1314 ein neues Statutenbuch für seine Ordenssprengel verfaßte, das uns erhalten geblieben und deshalb von besonderem Wert ist, weil es uns in die Organisation des Ordens und den Betrieb der Lazariterspitäler Einblick gibt. Wir bekommen ein Bild vom inneren Leben dieser Häuser und erfahren auch von den Spitalvorschriften ein wenig mehr als von den andern Ordensniederlassungen in der Schweiz. In einem Seedorfer Pergamentkodex[3]) von 25 Blättern, der zugleich ein seltenes Sprachdenkmal darstellt, sind enthalten: 1. die nuwn gesezede des Ordens, 2. die Regele sancte Augustinus, denen der Orden nachlebte, und 3. die gesezede des huses von Sante Lazeren von ierusalem.

Ritter, Priester und Laienbrüder gab es wie bei den andern Orden auch bei den Lazaritern. In den Seedorfer Gesetzen ist von „rittern", „bruoderen", und zwar von „gesunden" und „siechen", sowie von „priestern" und „pfaffen" und „dienern" die Rede. Über allen steht der „meister". Scharf geregelt sind des heiligen Ordens Pflichten, genau abgezirkelt ist des Tages Arbeit, viel Zeit wird der Kirchen-

---

[1]) Schlatt im badischen Breisgau. Von Baas l. c. S. 39 als Ordenshaus kurz erwähnt. Martin (l. c.) weiß nach angeführter deutscher Spezialliteratur mehr darüber. Bis 1362 war dies der Vorort der Lazariter für Deutschland. Früheste Urkunde von 1220.

[2]) Nach Martin heißt er „Volbert".

[3]) Geschichtsfreund Bd. IV S. 119.

zermonie mit ihrer Masse von Äußerlichkeiten und dem Gebet gewidmet. 30 Paternoster beten sie täglich für sich selbst, 30 für die verstorbenen Mitglieder und abermals 30 für die Wohltäter und Bruderschaftsgenossen. Kleidung, Speise, Nachtlager, alles ist in Paragraphen geordnet. Ein Pfalz-Marschalk („pfallenz marschalc") trägt die Speisen auf, den Kranken wird alle Sorgfalt gewidmet. Beim Essen werden die „siechan" zuerst bedient. „Die siech sint von alter gewanheit, handelot man die anders an der spise." Priester und Ritter sollen 2 Betten haben, der Sieche „ze minnesten zwei"; die anderen bruoderen sollen sich mit einem genügen. Nach der „complette"[1]) trägt der Pfaffe das Weihwasser zum Dormitorium der Siechen und Gesunden, wohl um sie zu besprengen. Besonders bemerkenswert ist der im Folgenden in Urtext und Übersetzung wiedergegebene Paragraph der Augustinerregel, der vom ärztlichen Rat und dem Bädergebrauch handelt:

Dc man bat und arzatte rat suechen sol.

Das bat des libes verzihe man enheiniwis nuit deme libe so darzuo tringet siechtagen not, und beschehe ane murmelon mit arzate rat, also obe ioch der sieche nuit welle dc in der meister heisse tuen dc er wenne ist ze tuenne dur die gesuntheit. Wil er es aber tuen, und ist lihte schade, so sol man siner begerunge nuit gehorsam sin. Etwenne ist es ioch schedelich, so geloubet man dc nuze si dc da sanfte tuot, und wollust git. Ist ouch tougen siechtage an dem libe, seit der kneth unsers heren dc er siech si, dem gelouben man

Daß man Bäder und ärztlichen Rat anwenden soll.

Das Bad versage man dem Leibe ja nicht, wenn bei Krankheit die Notwendigkeit dazu zwingt, und es werde ohne Murren mit Beirat des Arztes gebraucht, also daß, auch wenn der Kranke nicht will, der Meister es ihm befehle, wenn es für die Gesundheit nötig ist. Will er aber baden, und ist es vielleicht schädlich, so soll man seinem Wunsche nicht entsprechen. Manchmal ist es schädlich, auch wenn man glaubt, es nütze, weil es wohl tut und Genuß bietet. Auch wenn die Krankheit am Körper nicht sichtbar ist, falls

[1]) Completa ist derjenige Teil des Breviers, der den Schluß der täglichen gottesdienstlichen Pflichten, Gebete, Psalmen umfaßt.

ane zwifel, doch weder dem siechtagen ze heilenne nuzze si des in gelustet. Ist dc nuit gewis so vrage man den arzat.	der Knecht unseres Herrn sagt, er sei krank, so glaube man ihm ohne Zweifel, aber nicht, daß das zur Heilung der Krankheit nütze, wonach ihn gelüstet. Ist man hierüber ungewiß, so frage man den Arzt.

Auch über den Spitaldienst der Seedorfer Schwestern geben uns alte Statuten[1]) (von 1206?) einigen Aufschluß.

Die Statuten sind bestimmt für die „schwösteren" und die so in diesem Spital den Kranken, Priestern und Verwundeten dienen, sowie allen „wider und für reisenden". Ordensbrüder, die krank, verwundet oder müd und kraftlos ankommen, solle man freundlich empfangen, desgleichen Priester und christliche Krieger. Auch alt Betagte und gesunde Arme soll man für 2 Nächte aufnehmen. Desgleichen soll man arme Kindbetterinnen beherbergen, bis sie weiter reisen können; diesen soll von einer Magd gedient werden. Überhaupt sollen 4 ehrbare „wybspersonen" angestellt werden, um „in dem Spital den Kranken ze dienen". Die Schwestern sollen ermahnt werden, in Christo Jesu Barmherzigkeit, Sanftmut und Geduld walten zu lassen.

Aus dem Wortlaut dieser Statuten ist zu schließen, daß dieses Schwesternspital nicht ein Leprosorium, sondern ein Hospiz war. Die Wirksamkeit der Lazariter in Seedorf dehnte sich auf zirka 200 Jahre aus, die Schwestern blieben länger. Das grüne Kreuz der Lazariter verschwand, wie Bühler sagt, früher als der Aussatz.

Die Antoniter

Im 11. und 12. Jahrhundert breitete sich eine mörderische Krankheit hauptsächlich in französischen Provinzen und in den Niederlanden aus, überall Furcht und Schrecken erregend. Es war der Ergotismus gangränosus, der Mutterkorn-

[1]) Der Geschichtsfreund Bd. XLI. Dazu ist bemerkt: „Papierne Copie aus der 2. Hälfte des 16. Jahrhunderts ... Über Echtheit oder Unechtheit wage ich keine Entscheidung."

brand, der nach Einführung des Roggens als Kulturpflanze in nassen und kalten Sommern, wenn viel Mutterkorn sich bildete, zu mörderischen Massenerkrankungen führte. „Heiliges Feuer, höllisches Feuer, ignis sacer" usw. nannte man der entsetzlichen brennenden Schmerzen wegen, welche das brandige Absterben der Glieder begleitete, diese Seuche. Wer von dieser Krankheit befallen wurde, rief die Hilfe des heiligen Antonius, des „Bezwingers der Hölle und des höllischen Feuers", an, und viele Kranke zogen nach St. Didier-La Motte, woselbst angeblich die Gebeine dieses Heiligen ruhten, um durch Gebet in der Nähe der Reliquien Hilfe zu erflehen. Unter Führung Gastons, eines reichen Edelmanns aus der Dauphiné, bildete sich 1089 in St. Didier zur Pflege dieser armen Kranken eine Hospitalbrüderschaft, die nach dem Namen dieses Heiligen Antoniter[1]) sich nannten. Dieser Orden stellte sich unter die Augustiner Regel, wurde auf dem Konzil zu Clermont (1096) durch Papst Urban II. bestätigt und erhielt bald eine bedeutende Ausbreitung in den meisten Ländern der Christenheit, sodaß er im 14. Jahrhundert 390 Ordenshäuser besaß. Als das „Antoniusfeuer", so nannte man jetzt die Krankheit, erloschen war, die letzte schwere Epidemie war 1347, wandte sich die Sorge der Antonierherren der Pflege anderer Kranken zu. Die Gotteshäuser dieser Bruderschaft standen unter dem Abte von St. Didier. Jedes einzelne Kloster hatte seinen Komtur, der später Präzeptor genannt wurde; ein schwarzer Mantel mit einem blau emaillierten Kreuze war ihre Ordenstracht.

Auch diesen Orden treffen wir auf Schweizergebiet. Die Verehrung des heiligen Antonius erlangte zu dieser Zeit, wie Lütolf[2]) sagt, auch hier einen ungemeinen Aufschwung; eine Antoniuskapelle nach der anderen entstand und daß diese Antoniusverehrung auch bei uns zum „Antoniusfeuer" in Beziehung gestanden hat, darauf deute ein altes Manuskript

[1]) Benutzte Quellen über den Orden überhaupt: Haeser Bd. III S. 89. Handbuch Neuburger und Pagel Bd. II S. 916. Daselbst zugehörige Literatur.

[2]) Lütolf, Die Leprosen etc. l. c. S. 197.

aus Beromünster. „Tönierherren" — so wurden sie vom Volke genannt — finden wir ums Jahr 1300 in Basel. Sie nannten ihr Ordenshaus daselbst in der Vorstadt „ze Crüze" „Tönierhof" und waren den Herren zu Isenheim, d. h. der daselbst befindlichen Generalpräzeptorei untergeordnet[1]). In diesem Hof war eine Kapelle und ein „Hospitium peregrinorum ad St. Anthonium". Zur Bestreitung der Unkosten der Anstalt scheinen sie die Mildtätigkeit des christlichen Volkes bei Festen in Anspruch genommen und dadurch vielleicht den Opfern der Domkirche Eintrag getan zu haben, denn im Jahre 1304 sah sich der Bischof Peter von Basel veranlaßt, den Brüdern des hl. Antoniusordens zu verbieten, auf dem Münsterplatz und in den benachbarten Straßen an Festtagen Almosen zu heischen.

Ein weiteres Antoniterordenshaus wurde nach einem Stiftungsbrief von 1371 zu Uznach am oberen Zürchersee durch die Grafen Donat und Wilhelm von Toggenburg ins Leben gerufen. Es gehörte mit den Häusern zu Freiburg im Breisgau, Neuenburg, Villingen zum Bistum Konstanz, in welch letzterer Stadt ebenfalls eine Niederlassung war. Dies Uznacher Haus gelangte nicht auf einen grünen Zweig. Es kamen hier, wie v. Arx[2]) sagt, die „Tönier" nicht so weit, daß sie die Form eines Klosters hätten annehmen können. Ihre Zahl stieg nicht über drei, von denen der erste Präceptor hieß, die zwei anderen Laienbrüder waren, welche, um die Kranken zu ernähren, „weit herum auf den Bettel ausgingen"; aber erst im 16. Jahrhundert sollen sie ausgestorben sein. —

---

[1]) Fechter l. c. S. 127. — Über die Isenheimer Generalpräzeptorei schreibt Interessantes A. Martin in seinem Aufsatz „Medizin, Kultur und Kunstgeschichtliches zum Isenheimer Altar". Repertorium für Kunstwissenschaft XLIII. Daselbst auch die verschiedenen Auffassungen des Antoniusfeuers in der Literatur. (Rose, Phlegmone und Brand.)

Im Antoniterkrankenhaus zu Isenheim wurden nach der Schlacht bei St. Jakob an der Birs (1444) viele verwundete Ritter verpflegt. Baas, Mittelalt. Gesundheitspflege l. c. Siehe mein Buch „Die Verwundeten etc." S. 11.

[2]) v. Arx l. c. Bd. II S. 207; ferner Nüscheler, Gotteshäuser S. 487.

Später als in Basel und Uznach ließ sich der Orden in Bern und Burgdorf nieder[1]). In Bern ist er erst zwischen 1418 und 1447 nachgewiesen, und es scheinen daselbst die „tönyer hern“ denen vom Deutschen Orden nicht ganz willkommen gewesen zu sein. Die „Ballei“ Burgdorf stand unter dem Präzeptor von Freiburg im Breisgau, diejenige von Bern gehörte zu Chambéry in Savoyen.

Ich suchte nun vor allem über die charitative Tätigkeit dieser Antoniusbrüder sowie über die vom Antoniusfeuer heimgesuchten, bei ihnen untergebrachten Pfleglinge etwas zu erfahren. Daß diese Krankheit auch auf Schweizerboden heimisch war, scheint sicher zu sein. Folgende Urkunden aus dem 15. Jahrhundert sprechen dafür[2]):

Im Rotulus benedictionum der Antonier zu Uznach heißt es in einem Gebete: „Deus qui concedis obtentu beati Antonii confessoris tui morbidum ignem extingui et membris egris refrigeria praestari“ usw. und im Ablaßrodel des Archivs ist die Rede von den „pauperibus, qui cruciantur igne impassabili“.

Aus einer späteren Notiz in Stumpfs Chronik[3]) wäre zu schließen, daß das Antoniusfeuer nach der Reformationszeit noch Opfer forderte und daß chirurgische Behandlung, d. h. die Amputation angewendet wurde: „Da empfacht man die Leut, so mit dem Wilden Feuwr entzünd sind: Denen schneydet man die entzündten Glider ab.“

Mit der Zeit wurde auch dieser Orden dem ursprünglichen Berufe untreu. Das Höllenfeuer erlosch, die Spitäler wurden andern Kranken und Pfründern eingeräumt oder das Krankenpflegen hörte ganz auf, und die Tönier gaben sich einem beschaulichen Leben hin.

---

[1]) v. Sinner, Das Antonierhaus in Bern. Berner Taschenbuch 1875/76. S. 261. Ochsenbein, Das Antonierhaus in Burgdorf. Anz. f. Schweiz. Altertumskunde Bd. XVI Neue Folge S. 157.

[2]) Schubiger, Die Antonier und ihr Ordenshaus zu Uznach. Geschichtsfreund Bd. 34. — Ausführlichste Quelle.

[3]) Bd. II S. 473. Lütolf S. 198.

Beguinen und Begharden

Erstaunlich ist es, sagt Dändliker in seiner Schweizergeschichte, bis zu welcher Leidenschaft im 13. Jahrhundert der Hang zur Beschaulichkeit, zur Weltflucht und Askese sich steigerte. Viele Klöster konnten die Menge der Zuströmenden nicht fassen, und manche von denen, die so keinen Platz fanden oder die das Klosterleben nicht liebten und doch allein der Religion leben wollten, gaben sich einem nach eigener Eingebung gestalteten religiös-beschaulichen Leben hin. Dazu gehörten die Beguinen und Begharden, die auch mit Krankenpflege sich befaßten und in der Schweiz viel von sich reden machten. Ihr Ursprung geht in das Ende des 12. und die größte Ausbreitung in die erste Hälfte des 13. Jahrhunderts zurück. Als Stifter wird Lambert le Begue, ein frommer Priester in Lüttich, angegeben. Wir lesen bei Haeser[1]), derselbe habe, entrüstet über das weltliche Treiben und den unsittlichen Lebenswandel der Geistlichkeit, sein Vermögen dazu verwendet, ehrbare Jungfrauen und Witwen in einer Stiftung zu gottgefälligem Leben zu vereinigen und vor den Anfechtungen ihrer rohen Zeit zu schützen. In einem großen Garten an der Maas vor der Stadt errichtete er eine Menge einzelner Häuser, die eine gemeinsame Mauer umschloß. Hier lebten Personen weiblichen Geschlechts von jedem Stande und Vermögen, getrennt von männlichem Umgange, in frommen Übungen und nützlicher Tätigkeit ohne eine eigentliche geistliche Regel. Sie bildeten eine halb weltliche, halb klösterliche Vereinigung und trugen eine besondere Kleidung, gelobten Keuschheit und Gehorsam für die Zeit ihres Aufenthaltes, konnten aber jederzeit austreten und sich verheiraten; ihr Vermögen blieb zu ihrer eigenen freien Verfügung.

Den Mittelpunkt des Beguinenhofes bildete das „Hospital" (Infirmarium) und einer der wesentlichsten Zwecke die Krankenpflege, welche sowohl in diesem Krankenhaus als

[1]) Haeser, Geschichte christl. Krankenpflege, S. 70, und Geschichte der Medizin Bd. I S. 864.

in der Privatwohnung der Kranken ausgeübt wurde. In kurzer Zeit entstanden infolge der großen Überzahl der weiblichen Bevölkerung jener kriegerischen Zeiten Beguinenhöfe in Frankreich, Deutschland und der Schweiz.

Vom Aufenthalt der Beguinen in unserem Lande ist in den Geschichtswerken ziemlich viel die Rede, sie bildeten einen religiösen Zankapfel und wurden zum Gegenstand heftiger Angriffe. Uns interessiert hier nur ihre charitative Tätigkeit, d. h. die von ihnen ausgeübte Krankenpflege. Das ausführlichste und umfassendste, was wir von ihnen aus der Schweiz wissen, entstammt der Arbeit des verdienten Einsiedler-Geschichtsforschers Gabriel Meier[1]). Er weist nach, daß die Beguinen in der Schweiz eine große Verbreitung gefunden haben und im Gebiete der meisten jetzigen Kantone zu finden waren. Alle ihre Wohnsitze hier aufzuzählen hat keinen Zweck. Sie treten 1246 urkundlich in Zürich auf, sie finden sich in Bern in großer Zahl. Im Kanton Luzern wurde 1379 ein Spital zu Sursee gestiftet und „vermutlich" von Beguinen bedient. In Baden im Aargau schenkten der Schultheiß Joh. Zweigher und seine Gattin 1391 eine Hofstatt, ein Gärtchen und ein Haus für fünf Jungfrauen, „damit sie den Kranken beistehen und täglich dem Gottesdienst beiwohnen". Zur Kategorie der Kranke pflegenden Beguinen und Begharden sind auch die Waldbrüder und Waldschwestern zu rechnen, wie sie beispielsweise im „Winterthurer walld" in einem „Bruderhuß" wohnten. Von diesen heißt es in einer Quelle[2]): „Dieselben bruder hand ouch muessen zu den Kranken gan, es waerind rich oder arm, in der statt und uff dem lannd. Darumb was ein lon bestimpt von eim tag und nacht." In Basel vor allem, von dessen bunter Kirchenwelt und mannigfaltigem Stadtbilde bei den Lazaritern schon die Rede ist, war die Zahl der Beguinen eine große. Fechter zählt 40 Beguinenhäuser, und es beschäftigt sich sogar Johannes v. Müller

[1]) G. Meier, Die Beguinen in der Schweiz. Zeitschr. f. schweizerische Kirchengeschichte. IX. Jahrg. 1. H. S. 23.

[2]) Die Chronik des Laurencius Boßhart l. c. S. 329.

in seiner nicht nur Politik, sondern auch Kultur berücksichtigenden Schweizergeschichte mit ihnen. Er erzählt, daß daselbst in 20 Häusern „fünfhundert Begharden und Beginen" wohnten, daß diese Gesellschaft von Laien den Lebensunterhalt erbettelte und dafür ihrer Gönner in Krankheiten und mit anderen Werken christlicher Liebe warteten. Daneben befaßten sie sich aber auch mit sehr weltlichen Dingen, und es kam so weit, daß „bald jede Heirath und andere Sachen der vornehmen Häuser durch Beginen getrieben wurden". Man habe sie deshalb in vielen Städten „Zusammenfügerinnen" genannt. Andere stark menschelnde Begebenheiten — man beschuldigte sie auch der Ketzerei — brachten sie in Basel zu Fall; sie wurden ausgewiesen. „Es ist nichts, wodurch die Würde angenommener Heiligkeit so sehr fällt, wie durch Entdeckung des Geheimnisses, daß der hochverehrte Mann, der unsere ganze Seele fordert, seiner selbst nicht Meister ist", glossiert Johannes v. Müller.

Die Hospitaliter

Wir sagten schon im Abschnitte über die Spitäler, daß Papst Innocenz III. das uralte Hospital Santo Spirito in Rom neu gebaut und den Hospitalbrüdern vom Orden des heiligen Geistes übergeben habe. Der Gründer dieses Ordens ist Guy von Montpellier[1]). Dieser stiftete zu Ende des 12. Jahrhunderts in seiner Vaterstadt ein Hospital und zur Verwaltung desselben eine Verbrüderung von Laien, welche sich sehr bald weiter ausbreitete. Nachdem, wie gesagt, Innocenz III. sie zur Leitung des neugegründeten Hospitals San Spirito berufen hatte, erlangte dieses römische Spital bald über das Mutterhaus zu Montpellier das Übergewicht, welches seinen Gipfel erreichte, als Gregor X. (1271—1276) der obersten Leitung des Spitals zu Rom alle, auch die bisher

1) Nach Haeser I S. 863. In Puschmann l. c. S. 217 lese ich: „Der Orden des hl. Geistes war eine Schöpfung des Papstes Innocenz III., der ihn zum Werkzeug ausersehen hatte, um dadurch der Krankenpflege eine die ganze Christenheit umfassende Organisation zu geben."

von Montpellier abhängigen Anstalten des Ordens unterwarf. Im Verlaufe des 13. und 14. Jahrhunderts breitete sich dann der Orden vom heiligen Geiste, der im Vergleich zu den aristokratischen Johannitern und Deutschordensherren einen mehr bürgerlich-demokratischen Charakter hatte, über den größten Teil von Europa aus und entfaltete überall eine segensreiche Tätigkeit[1]); wir treffen ihn auch in der Schweiz.

Im vorhergehenden Abschnitte wurde festgestellt, daß anfangs des 13. Jahrhunderts in Zürich und St. Gallen, später dann in noch verschiedenen anderen Städten der Schweiz, Hospitäler vom heiligen Geist gegründet wurden. Diese standen aber, wie schon gesagt ist, nur zum Teil in Verbindung mit dem Orden des heiligen Geistes; es war der Fall bei dem früher schon erwähnten „Convent des Spitals zum heiligen Geist" in Bern (1233). Aus Meßmers Geschichte des Bürgerspitals in Bern[2]) erfahren wir, daß die Ordensniederlassung von Bern zur Provinz Oberdeutschland gehörte und unter dem Generalvikarius zu Steffansfelden bei Straßburg stand. Nach einer Urkunde von 1256 waren die Berner Spitalbrüder zum heil. Geist von der bischöflichen Gewalt befreit und standen direkt unter dem Papste[3]). Weitere, dem Orden zugehörige Heiliggeistspitäler bestanden, wie früher erwähnt wurde, anfangs des 13. Jahrhunderts zu Lausanne und Neuchâtel. Diese waren dem Mutterhaus von Besançon zugeteilt[4]). Später sollen dann diese Heiligen-Geists-Herren trotz Beschränktheit ihres Vermögens „ein sehr unheiliges und ausgelassenes Leben" geführt haben.

---

[1]) Virchow hat die Nachrichten über 154 Krankenhäuser dieses Ordens in Deutschland gesammelt. Puschmann l. c.

[2]) Meßmer, Das Bürgerspital Bern S. 49.

[3]) v. Wattenwyl, Geschichte der Stadt Bern I S. 316.

[4]) Mémorial de Fribourg II S. 114 und 115. Über den Ursprung des Lausanner Spitals besteht Kontroverse. S. Reymond l. c. — Nach einer Urkunde von 1231 macht Berthold, Graf von Neufchâtel, dem Spital „à Dieu et au Saint-Esprit de Rome" eine Schenkung. Boyve, Annales historiques du comté de Neuchâtel. T. I p. 186. Dunod erwähnt in seiner „Histoire de Besançon" p. 181 die beiden Dependancen Neuchâtel und Lausanne.

Ein Rückblick auf die im Vorstehenden erforschte Tätigkeit der Ordenskrankenpfleger auf Schweizerboden läßt erkennen, daß die medizin-historische Ausbeute hier nicht eine reichhaltige ist. Wie wiederholt betont wurde, treten in den zugänglichen Quellen die Nachrichten über die charitative Tätigkeit dieser Ritter ganz hinter denen zurück, welche von ihrer weltlichen Mission und Funktion, von ihrer die Kirche unterstützenden Macht, von ihrem Erwerbssinn und ihrer straffen Organisation im Kampfe gegen die Ungläubigen berichten. Und doch dürfen wir aus dem, was wir erfuhren, schließen, daß diese Orden, solang sie ihrer ursprünglichen Bestimmung treu blieben, durch Errichtung von Spitälern in den verschiedensten, zum Teil sehr entlegenen Landesgegenden, die Kranken- und Armenfürsorge gefördert und damit in dieser rauhen Zeit um die Bevölkerung unseres Landes, um Humanität und Zivilisation sich verdient gemacht haben. Während diese Ritter den 200jährigen Kampf um das Grab dessen, der Liebe und Duldung predigte, mitmachten und an unzähligen blutigen Gemetzeln teilnahmen, streuten sie hier den Samen des wahren Christentums, der Religion der Menschenliebe und Mildtätigkeit aus. Im übrigen hat alles in der Welt seine Zeit. Werden und Vergehen wiederholt sich überall in der Geschichte. Nachdem die Orden ihre Mission erfüllt hatten, traten sie ganz ab von der Bühne, oder sie wurden in den Hintergrund gedrängt, in Latenz versetzt. Ihre Ritterburgen und Ordenshäuser sind zerfallen oder umgebaut und in moderne Wohltätigkeitsanstalten umgewandelt.

AKUTE EPIDEMISCHE SEUCHEN AUF SCHWEIZERGEBIET IM FRÜHEREN MITTELALTER

Hart war der Kampf ums Dasein, den die Bevölkerung des helvetischen Gebietes in der Zeitepoche zu kämpfen hatte, die wir hier medizinisch-historisch durchforschen. Unsere bisherigen Betrachtungen werfen darauf Streiflichter genug. Wir sahen den Untergang der bei uns heimisch gewordenen römischen Kultur, die Vernichtungszüge der Völkerwanderung mit ihrer bestialischen Wildheit, das Ringen um die Existenz in der Wildnis und Barbarei der folgenden Jahrhunderte, Not, Raub und Tod in ewigen Fehden und Kriegen, das Schmachten des niederen Volkes in Leibeigenschaft, bis endlich die Freiheit aufdämmerte, als bürgerliche Kultur in den Städten bessere Lebensbedingungen und bessere soziale Verhältnisse brachte. Aber nicht nur Krieg, Waffentod und Hungersnot dezimierten die Bevölkerung, sondern zu Zeiten in viel höherem Grade epidemische Krankheiten. Noch war die Menschheit nicht so weit, diesen feindlichen, sinnlos wütenden Naturmächten zu gebieten; furchtbar verheerend brachen sie über Leben und Kultur herein. Das Vergleichen gehört zum Geschichtsforschen; wir denken unwillkürlich an die Gegenwart. Welche Triumphe hat im kulturzerstampfenden „Weltkrieg", diesem schauerlichen Recidiv der Barbarei, die Medizin in der Seuchenabhaltung gefeiert! Freuen wir uns des Aufstiegs der Wissenschaft und kehren wir in die Epoche zurück, der wir nicht in jeder Beziehung so himmelweit überlegen sind, wie man wähnt.

Es soll hier nicht wieder die Rede sein von jenem stabilen chronisch-epidemischen Leiden, dem Aussatz, der, wie wir gesehen, das ganze Mittelalter hindurch auch in unserer Heimat mottete, sondern es soll Mitteilung gemacht werden über

akut mit furchtbarer Vehemenz hereinbrechende Seuchen, von denen die Chronisten mit Entsetzen uns Nachricht geben.

Alle Arbeiten, die mit der frühesten Geschichte der Pocken sich beschäftigten (Hecker[1]), Haeser[2]) u. a.) akzeptieren als sicher überlieferte Tatsache, daß eine der Seuchen, welche im 6. Jahrhundert verheerend in Frankreich und Italien auftraten und von denen nicht ärztliche Schriftsteller berichten, die Blattern waren. Diese Epidemie hat offenbar auch das zum Land der Burgundionen gehörende Schweizergebiet heimgesucht. Joh. v. Müller[3]) gibt uns auch hierfür in seiner künstlerisch vollendeten, klassischen Schweizergeschichte Fingerzeige und nennt die Quelle, welche wir in späteren medizin-geschichtlichen Seuchenforschungen überall genannt finden, nämlich die Chronik des Bischof Marius von Avenches und Lausanne. Es heißt daselbst[4]): „Hoc anno (d. i. 570) morbus validus cum profluvio ventris et variola Italiam, Galliamque valde afflixit et animalia bubula per loca suprascripta maxime interierant." Joh. v. Müller führt gewiß mit vollem Recht diese Erscheinung der Pocken auf die „damalige Bewegung der Nationen" zurück, und zwar erwähnt er, Haller zitierend[5]), daß, als die Abessinier das Land Hamyar in Arabien unterwarfen, mit ihrem Heer die Pocken an den arabischen Meerbusen gekommen seien. Konstantinopel habe durch Ägypten mit Arabien den ostindischen Handel betrieben. Nachdem dann das Heer des Kaisers Justinian das Reich der Goten gestürzt hatte, sei von den Griechen und Longobarden die Seuche nach Italien, Ligurien und von hier nach Burgundien gebracht worden. Sprengel zitiert[6]) diese

[1]) Hecker, Die großen Volkskrankheiten des Mittelalters I. Die Pest und die Blattern im 6. Jahrhundert.

[2]) Haeser Bd. III S. 61.

[3]) Joh. v. Müller I. T. S. 134.

[4]) Marii Aventicensis seu Lausanniensis episcopi chronicon. Mémoires et Documents publ. par la société d'histoire de la Suisse Romande T. XIII S. 40. Marius gest. 593 in Lausanne.

[5]) Haller, Bibliotheca medicinae pract. I.

[6]) Sprengel l. c. II. T. S. 276.

Darstellung Joh. v. Müllers und hält sie mit einer Einschränkung für wahrscheinlich. Nach arabischen Schriftstellern[1]) soll die Krankheit um das Jahr 571 n. Chr. im sogenannten Elephantenkrieg das abessynische Heer vor Mekka vernichtet haben.

Ohne Zweifel war dies nicht das einzige Mal, daß in unserem großen Zeitraume die Pocken auf Schweizergebiet hausten. Wir haben aus der im 11. Jahrhundert geschriebenen Klosterchronik Ekkehart des IV. gehört, daß sie auch im Kloster St. Gallen ein bekannter Gast waren; sagte doch unser berühmter Doktor Notker dem Bischof Kaminold aus dem Geruche des Blutes voraus, daß bei ihm nach drei Tagen die Blattern („variolam morbum") ausbrechen werden, und die ausgebrochenen Pusteln („pustulas eruptas") kurierte er so rasch und gut, daß man von keiner einzigen mehr etwas sah.

Ungefähr zu derselben Zeit, als diese Pockenepidemie in Burgundien einbrach, drang ein noch gefährlicherer Feind ins Land. Es ist die Pest, welche nach Paul. Warnefried (571[2]) „usque ad fines Alamannorum et Bajoariorum" sich ausbreitete. Joh. v. Müller bezieht die im Folgenden zitierte Angabe des obengenannten Chronisten irrtümlich wieder auf die Blattern. Es läßt aber die betreffende Stelle, sowie auch ein Zitat aus Marius wohl sicher annehmen, daß es um die Beulenpest sich handelte. Warnefried sagt: „Coeperunt nasci in inguinibus hominum vel in aliis delicatioribus locis glandulae in modum nucis, quas sequebatur febrium intolerabilis aestus." Bei Marius (571) heißt es[3]): „Hoc anno infanda infirmitas atque glandula cujus nomen est pustula in suprascriptis regionibus innumerabilem populum devastavit."

Immer wieder, in kürzeren oder längeren Intervallen, erschien dieser Würgengel auf Schweizerboden. Im Jahre 1012

---

1) Haeser l. c.

2) J. v. Müller l. c.

3) Marius l. c.

soll er in Genf aufgetreten sein[1]). 1022 wurde durch das aus Italien zurückkehrende Heer Heinrichs II., in dem auch St. Galler Kleriker sich befanden, die Pest ins Kloster eingeschleppt („pestilentia in exercitu orta, multos extinxit"). Unter den Opfern befand sich neben andern trefflichen Klosterbrüdern der berühmte Notker Labeo[2]). 1300 wurde, wie Guler[3]) meldet, die Stadt Chur schwer heimgesucht, 1314 und 1315 habe die Krankheit „am Rheinstrom von seinem Anfang bis schier zum Ausgang" gewütet, und 1328 muß nach dem Berichte des Zeitgenossen Johannes von Winterthur wieder eine Epidemie mit Vehemenz ausgebrochen sein. Er schreibt in seiner Chronik[4]): In Winterthur, woher er stamme, und an vielen anderen Orten habe die Geistlichkeit in der Zudienung der Sakramente nicht ausgereicht und die Priester selbst seien durch plötzlichen Tod hingerafft worden.

Furchtbar grassierte, wie in allen Ländern Europas, der „schwarze Tod" in den Jahren 1348 und 1349 auch bei uns. Wir sind über diese Pandemie der Bubonenpest in toto durch treffliche Arbeiten längst gut unterrichtet; ich nenne besonders Sprengel[5]), Hecker[6]), Haeser[7]). Hier soll nur mitgeteilt werden, was über das Auftreten der Seuche in der Schweiz zu erfahren ist. Etwas Umfassendes darüber konnte ich in der Literatur nicht finden. Die Chroniken und Geschichtswerke berichten nur zerstreut Lokales aus Städten und Kantonen. Zeitgenössische ärztliche Berichte fehlen ganz. Was wir vernehmen, bestätigt, daß diese Seuche zu den schwersten

---

[1]) Mallet, Notice sur les anciennes pestes de Genève. Bibliothèque universelle de Genève 1835, T. I p. 57.

[2]) Chronik Herimanns v. Reichenau l. c. Nach ihr Conradi de Fabaria Continuatio Casuum Sancti Galli S. 33, in Mitteilungen der vaterländischen Geschichte. Neue Folge, 7. H. und H. 9 S. 307.

[3]) Zitiert nach Lorenz l. c.

[4]) Die Chronik Johanns von Winterthur, übersetzt von Freuler, S. 144. Nebenbei gesagt: Dieser Franziskanerbruder Vitoduranus zitiert an einer Stelle (S. 279) auch wieder das Konversationslexikon des Isidor von Sevilla.

[5]) Sprengel, Beiträge zur Geschichte der Medizin H. 1 S. 36.

[6]) und [7]) Hecker und Haeser l. c.

Schicksalsschlägen der Menschheit gehörte. Das Verhalten der Epidemie auf dem Teilgebiet unseres Vaterlandes muß im Zusammenhang mit ihrem Auftreten überhaupt betrachtet werden. Es scheint nach allen Berichten festzustehn, daß die Krankheit im Innern des asiatischen Festlandes ihren Ausgang hatte. Höchst wahrscheinlich nahm sie dann ihren Weg auf den Verkehrsstraßen des mittelalterlichen Handels, sprungweise die Gebiete überfallend. Ende 1346 und Anfang 1347 war bereits Vorderasien, Ägypten und der größte Teil von Südeuropa durchseucht. Von den Ufern des ägäischen Meeres schritt die Krankheit nach den Küstenstädten und Inseln des Mittelmeeres fort und ergriff im Laufe des Jahres 1347 mit erschrecklicher Wut die volkreichen Seestädte Siziliens, Italiens und Südfrankreichs. Von Genua, Marseille und andern Hafenstädten aus bahnte sie sich den Weg in das innere Land; sie drang nach Spanien vor und hatte bis zur Mitte des Jahres 1348 über ganz Italien und den größten Teil von Frankreich sich erstreckt. Über Deutschland brachen die Schrecken des schwarzen Todes gleichzeitig von mehreren Seiten herein. Es darf als gewiß angenommen werden (Haeser), daß sich die Seuche im Jahr 1348 von Frankreich her über das Elsaß und das westliche Deutschland ergoß, während sie gleichzeitig von den Gestaden des adriatischen Meeres dahin vordrang. „Nach zweimonatlicher Dauer,“ sagt Haeser, „verbreitete sich nun die schwarze Pest in zwei Armen in nördlicher Richtung über die Schweiz nach Österreich, Bayern und Württemberg“. Damit wären wir auf dem vaterländischen Boden angelangt.

Nach den in den Geschichtsquellen uns überlieferten Nachrichten muß dieser „große Tod und Weltsterbent“ die ganze Schweiz durchseucht haben, und zwar fällt sein erstes Auftreten ins Jahr 1348, während anscheinend der Höhepunkt 1349 erreicht wurde, erst im Spätherbst soll das Übel aufgehört haben. In welchem Landesteil die Krankheit zuerst sich einstellte, konnte ich aus den mir zugänglichen Quellen nicht sicher feststellen, doch fand ich die Angabe, sie sei von Italien hergekommen, was wohl zutrifft; auch durchs Rhonetal

mag sie vorgedrungen sein. Sie wird im Jahre 1348 aus der Provinz Chablais und dem Waadtland gemeldet[1]), aber auch schon aus dem Bündneroberland und anderen Gegenden. Sie breitete sich wohl am schnellsten in der dicht zusammenwohnenden Städtebevölkerung aus, machte aber nicht halt vor den Mauern der Klöster und drang in entlegene Alpentäler vor, überall Tod und Entsetzen bringend. „Der Sterbend ward im September (1349) so grusam im Turgoew, Ergoew, Üchtland und allem Schwitzerland, daß vorhin derglichen nie gewesen", schreibt Tschudi in seiner Schweizergeschichte[2]). In Basel „bleiben vom Aeschemerthor biß an das Rheinthor herab beiderseits nur drey Ehe gantz vnd vergiengen in der Statt bey 14000 Menschen," meldet Wurstisen in seiner Chronik[3]). In St. Gallen[4]) starben so viele, daß das Stift nicht genug Bauern finden konnte, um seine Höfe zu besorgen. In Genf sollen fast 6000 umgekommen sein[5]). Auch die Städte Zürich, Bern, Luzern wurden schwer mitgenommen. Tschudi sagt: „In Zürich sturbent so mercklich vil Luet, daß Sis fuer ein sunderbare Straff vnd Plag ueber Jr Statt hieltend", und der Zürcher Chronist Brennwald[6]) spricht von „einer grüselichen plag mit grossen truesen und boesen blateren." In einer andern Quelle[7]) ist von „schwinten oder bulen unnder der uchs (Achsel) und oben an beinen" die Rede. Man kann aus diesen Laienschilderungen deutlich die Bubonenpest diagnostizieren. In der Berner Chronik Justingers steht unterm Jahr 1349: „von dem großen tode, so in aller der welte waz[8])": „Diser sterbot waz ze bern so gros, daz etlichs tags sechtzig lichen da warent. Also starp gross volk in der stat

1) Morax l. c. S. 90.

2) Bd. I S. 378.

3) Cap. XI. Siehe auch Merian „Basel im 14. Jahrhundert" S. 149.

4) v. Arx l. c. II S. 31,4.

5) Mallet, Notice sur les anciennes pestes de Genève l. c. S. 59.

6) Quellen zur Schweizergeschichte. Neue Folge. I,1 Bd. I S. 461.

7) Egli, Quellen zur schweiz. Reformationsgeschichte III Die Chronik des Laurencius Bosshart S. 13.

8) Herausgegeben von Studer S. 111.

und uf dem lande.“ So tönts aus allen Landesgegenden. In den Wallisertälern soll der schwarze Würgengel heftiger als in der Ebene gewütet haben[1]). In Monthey starben 85 Haushaltungen aus. Bös wurden auch die Klöster heimgesucht. In den Archivalschriften des Klosters Disentis vom Jahre 1348 wird erzählt, daß die Seuche die ganze Gegend verheert und das Kloster fast geleert habe. „Außer dem Abte Thüring von Attinghausen und 2 Mönchen, Jacob von Planaterra und Johann von Maladers, starben alle Insassen des Stiftes, die sich todesmutig als Pfleger und Tröster des armen kranken Volkes annahmen und dabei ihren Tod durch Ansteckung fanden[2]).“ Das Kloster Pfäfers verlor über 200 seiner Leute[3]). In Engelberg starben 1349 aus dem Frauenkloster 116 Personen in vier Monaten, aus dem Männerkloster 2 Priester und 6 Schüler. „Der Tallüten zu Engelberg sturbend etliche Tags 16 Personen und wurdent ob 20 Hüsser gar lär, da doch wenig Volks im selben Tal ist.“ (Tschudi[4]).

Ob diese Todesziffern alle richtig sind, bleibt dahingestellt. Die Chronisten nahmen's mit der Statistik nicht so scharf; ärztliche Berichte fehlen ganz. Was wir über Wesen und Erscheinungen der Krankheit erfahren (siehe obige Notizen), stammt auch aus Laienfedern. Sicher ist, daß die Seuche auch bei uns mit unerhörter Infektiosität und Mortalität auftrat. Was Tschudi, der allerdings nicht dabei war[5]), da schildert, ist wohl nicht übertrieben: „Dieses „Siechthum was also gifftig, daß, wann ein gesunder Mensch dem Siechen so nach kam, daß Er sin Athem oder Dunst empfand, oder sin Gwand berürt, der muss sterben, das geschah in allen Landen usw.“ Im übrigen darf man ja ruhig auf unsere Verhältnisse übertragen, was aus den benachbarten Ländern, wo die Seuche gleichzeitig

---

1) Furrer, Geschichte des Wallis S. 130.

2) Lorenz l. c. S. 15.

3) v. Arx l. c. S. 31, nach Anniversarium von 1349.

4) Tschudi benutzte jedenfalls die Jahrbücher Engelbergs. Siehe Geschichtsfreund Bd. VIII S. 111.

5) Seine Chronik ist von 1570.

grassierte, von ihrem Charakter berichtet wird. Die ausführlichen Beschreibungen des schwarzen Todes, welche von nichtärztlichen Zeitgenossen herrühren, zeigen nach Haeser durchgängig das Bild der zu ungewöhnlicher Höhe gesteigerten Bubonenpest, in deren Bilde alle jemals in Pestseuchen vorgekommenen Erscheinungen sich vereinigt fanden, Eiterbeulen neben den Symptomen der Pestpneumonie (Lungenbrand), Petechien usw. „Die Leute, die sturben, sturben all an Beulen und Drüsen, die sich erhuben unter den Armen und oben an den Beinen und wen die Beule ankam, die da sterben sollten, die sturben an dem vierten Tag oder an dem dritten", sagt der Elsässer Chronist Königshoven von Straßburg[1]). Bekannt ist die in allen Quellen erwähnte, vielerorts[2]) in extenso wiedergegebene klassisch ergreifende Schilderung der Krankheit durch Boccaccio, der in Florenz (1348) Augenzeuge des herzzerreissenden Elends war. Daß diesem furchtbaren Feind gegenüber unter damaligen Kenntnissen und bei uns vorliegenden Verhältnissen erfolgreiche Abwehr unmöglich[3]) war, ist selbstverständlich. Was da alles versucht wurde, um dem Würgengel zu entgehen, sagen unsere Chronisten nicht. Natürlich wurde es mit Absperrung probiert, Flucht führte erst recht zur Verschleppung. Ob es unter unsern Physicis und Arzaten solche gab, die wie Guy von Chauliac in Avignon mit Seelengröße mutvoll, wenn auch ohnmächtig, auf dem Posten blieben? Wir wollen es annehmen. Von den Mönchen zu Disentis hörten wir schon, daß sie, dem Tode trotzend, den Kranken beistanden. Sie gehörten zu den frommen Dienern des Evangeliums, von denen die Zeitgenossen auch aus andern

---

1) Nach Merian l. c.

2) Z. B. bei Merian, Haeser, Hecker.

3) Und doch lesen wir in der Geschichte der Medizin von Meyer-Steineg und Sudhoff (S. 232), daß in den letzten Dezennien des 14. Jahrhunderts in Italien und Südfrankreich unter Durchschauung der Gefahren der Kontaktinfektion in höchst einsichtiger Weise cin Abwehrsystem gegen die Pest mit Hafensperre, Isolierungsplätzen, Quarantäne, Anzeigepflicht und Absonderung dcr Kranken etc. organisiert war. Siehe speziell: Sudhoff, Seuchenmaßregeln in der Vergangenheit. Zeitschr. f. ärztl. Fortbildung 1920, Nr. 2.

Ländern berichten, daß sie das Beispiel der Furchtlosigkeit und unerschütterlichen Pflichterfüllung gaben. — „So mußte es denn wohl geschehen, daß das Volk, verlassen von dem Schutze der Machthaber und von der Kunst der Ärzte, in seiner Todesnot auf Mittel sann, sich selbst zu helfen. Das, was es unternahm, war ganz dem Geiste des vierzehnten Jahrhunderts angemessen: blutige Selbstgeisselung reuiger Büßerscharen und grausame Verfolgung der vermeintlichen Urheber des Verderbens, der Juden," sagt Haeser. All das geschah auch bei uns. Von Schweizerboden aus ging — welch' traurige Tatsache — der entsetzliche Wahn, daß die verhaßten Hebräer die Krankheit durch Vergiften der Brunnen erzeugt haben und viel mehr als von der Pest selbst berichten unsere Chronisten von den deshalb veranstalteten Judenbränden. Es war am 15. September des Jahres Christi 1348, als im Schlosse Chillon — wir sprachen schon davon — der jüdische Arzt Balavignus, nachdem er „ein wenig zur Folter gebracht und wieder heruntergelassen worden", das erste diesbezügliche Geständnis ablegte[1]). Diese dann auch mit andern gemarterten Juden angestellten Verhöre — man „dümelte" sie jetzt auch in Bern und Zovingen[2]) — haben, wie Hecker ausführt, „zu allen späteren Judenverfolgungen den rechtlichen Schein gegeben." Jetzt sprang die Bestie im Menschen auf, nun gings überall los mit dem Peinigen, Schinden und Verbrennen. In allen größeren Schweizerstädten raste das wutkranke Volk, rasten Pfaffen und Pöbel und wollten ihre Opfer. Die Feder sträubt sich, die Greuel zu schildern. Wer Details wünscht, lese Merians Aufsatz, hierher gehören sie nicht; genug von diesem Schandfleck!

„Dises Juden-Brennen wäret lang hinauss in das 1349. Jahr" sagt Tschudi und fügt hinzu: „dann der erschrockenlich Siechtumb ließ nit ab." Das will wohl heißen, es sei damit bewiesen, daß nicht die verbrannten Juden Ursache der

[1]) Die Verhörsprotokolle bei Hecker l. c. S. 96.

[2]) Chronik von Königshoven. — „Dümeln", d. h. unter die Daumenschraube nehmen.

Pestilenz gewesen seien. Für uns ist die von demselben Geschichtsschreiber und verschiedenen Chronisten gebuchte Wahrnehmung von Interesse, es haben die Israeliten bei dieser Pest „kein Brunnenwasser, Zisternen noch Sod-Wasser getrunken, noch gebrucht." Das taten sie offenbar prophylaktisch in der Annahme, es könne das Pestgift durch das Wasser übertragen werden. Sie hätten dies, meint Tschudi, „diewil merteil Artzt und Naturkundiger uss Jr Kunst erlernet und vermerckt." Natürlich wurde ihnen diese Vorsicht so ausgelegt, als tränken sie das Wasser nicht, weil sie es vergiftet haben. Indessen glaubten doch, wie derselbe Geschichtschreiber bemerkt, „vil wiser Lüten, die Juden waerind nit schuldig mit Vergifftung der Wasseren und hettind uss grosser Marterung sölchs bekennt."

Menschlichere und auch edlere Motive, kann man sagen, lagen jener andern, durch das Pestelend geweckten Bewegung zugrunde, die wir nach Haeser oben schon genannt haben, der „Selbstgeißelung reuiger Büßerscharen". Der Zorn Gottes sollte durch freiwillige Selbstpeinigung gesühnt werden, Geißlerscharen durchzogen mit düsteren Bußgesängen, „mit fanen und mit langen Kertzen" auch die Schweiz, doch gehört das, was diese Fanatiker in ihrem exaltierten Zustande aufführten und anrichteten, mehr in die Kirchengeschichte als in die Medizingeschichte, in letztere insofern, als man diese Flagellantenzüge als eine „Manie des Mittelalters", als eine Form von Massen-Neurose auffassen kann. Wir stehen vor dem Problem der Psychopathologie der Masse mit ihrem blinden Drang und ihren Wahnvorstellungen.

„Darnach (1350), da das Sterben, die Geißlerfahrt und Judenschlacht ein Ende hatte, hub die Welt wieder an zu leben und fröhlich sein," heißt es in der Lüneburger Chronik, und „immer wieder circuliert ein neues frisches Blut," sagt Mephistopheles. Die Natur, unablässig zerstörend und wieder neuschaffend. Das urewige, nie ergründete Rätsel vom steten Werdedrang. Das geheimnisvolle „Gesetz der Kompensation".

Mit der Millionen Menschenopfer fordernden Invasion des schwarzen Todes hat sich die Pest nicht etwa erschöpft, Europa war noch nicht immunisiert. In der zweiten Hälfte des 14. Jahrhunderts traten wiederholt neue Epidemien mit ebenfalls großer Heftigkeit auf. Ganz schwer war der Ausbruch in den Jahren 1360 und 1361. Da wurde auch die Schweiz wieder heimgesucht. Wir erfahren, daß sie 1360 in Lausanne[1]) mit Intensität ausbrach und daß sie 1361 in Chur[2]) sich einstellte. Die häufigen Epidemien des 15. Jahrhunderts gehören nicht mehr in die dieser Arbeit gesteckte Zeitgrenze. Über die jetzt getroffenen fortschrittlichen Maßregeln (Pestspital in Genf 1473—1475) erfahren wir manches wieder durch Meyer-Ahrens[3]), dessen fleissigen und zuverlässigen Arbeiten auf dem Gebiete der schweizerischen Medizingeschichte ich am Schlusse dieser Studie nochmals meine Anerkennung zolle. Die Zeit ist gekommen, wo sie mehr Würdigung finden. Das Interesse, der Drang nach geschichtlicher Selbstbesinnung, ist neu erwacht.

Auch der Tätige und Fortschreitende bedarf der Historie.

---

[1]) Morax l. c. S. 91.

[2]) Lorenz l. c. S. 17. Hemmi, Beitrag zur Geschichte des Sanitätswesens in Graubünden. Diss. Basel 1914 S. 2. Chronologie der wichtigsten Epidemien in Graubünden.

[3]) l. c. Bd. XXV S. 77.

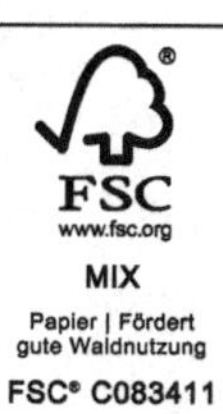

Zeitfracht Medien GmbH
Ferdinand-Jühlke-Straße 7
99095 Erfurt, Deutschland
produktsicherheit@kolibri360.de